互联网医院
高质量建设发展之路

主 编

向炎珍 韩 丁 吴文铭

编 委

秦明伟 潘 慧 康 红 朱卫国 郭 娜
张 波 周 炯 常 青 彭 华 王 治
孙国强 薄海欣 杜小莉 范 靖 陈有信
刘金鑫 罗 鸿 于 康 杨爱明 赵久良

编 者

张杰石 刘瑞琦 柳昭羽 刘海民 余梦清
陈 思 孟晓阳 张雅琴 赵 霞 胡 扬
陈 浩 周婧雅 崔胜男 何紫棠 陈 欢
李 娜 张晟瑜

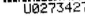
中国协和医科大学出版社
北 京

图书在版编目（CIP）数据

互联网医院高质量建设发展之路／向炎珍，韩丁，吴文铭主编. — 北京：中国协和医科大学出版社，2021.9

ISBN 978 – 7 – 5679 – 1831 – 3

Ⅰ.①互…　Ⅱ.①向…　②韩…　③吴…　Ⅲ.①互联网络—应用—医院—管理—研究　Ⅳ.①R197.324

中国版本图书馆CIP数据核字（2021）第187123号

互联网医院高质量建设发展之路

主　　编：向炎珍　韩　丁　吴文铭
责任编辑：雷　南
装帧设计：锋尚设计
责任校对：张　麓
责任印制：卢运霞

出版发行：**中国协和医科大学出版社**
（北京市东城区东单三条9号　邮编100730　电话010-65260431）
网　　址：www.pumcp.com
经　　销：新华书店总店北京发行所
印　　刷：小森印刷（北京）有限公司

开　　本：889mm×1194mm　　1/32
印　　张：5.75
字　　数：130千字
版　　次：2021年9月第1版
印　　次：2021年9月第1次印刷
定　　价：68.00元

ISBN 978－7－5679－1831－3

序一

百年协和，一切为民。自建院初起，协和人就带着这份初心，开启了中国"科学医学"之路，为老少边穷地区送医、送药、送知识，帮扶带动卫生事业发展。如今，在"互联网+医疗健康"高速发展的时代，协和坚持"以人为本"，促进优质医疗资源下沉，为患者提供更加便捷高效的医疗服务，助推互联网医疗行业发展。

2018年4月，国务院办公厅印发《关于促进"互联网+医疗健康"发展的意见》，就促进互联网与医疗健康深度融合发展作出部署，明确了积极发展"互联网+医疗健康"，引入优质医疗资源，提高医疗健康服务可及性的发展方向。作为全国首批开展远程医学工作的医疗机构，北京协和医院2018年7月正式成立远程医疗中心。随着《远程医疗服务管理规范（试行）》《互联网诊疗管理办法（试行）》《互联网医院管理办法（试行）》等系列文件出台，医院正式开启"云上协和"的建设历程。

回首来路，医院按照"互联网咨询、互联网诊疗、互联网医院"的"三步走"战略稳步构建"云上协和"。2020年初，新冠疫情肆虐，医院迅速开通线上发热咨询、专科咨询，有效疏解门诊压力，满足患者就医需求；同年5月，"线上诊疗"功能正式上线。2021年3月15日，协和互联网医院成为北京首家互联网医院。今后，北京协和医院互联网医院将持续完善线上线下诊疗流程，推进5G等新技术与医疗服务深度融合，延伸医院服务功能，作出更多有益探索。

协和团队在高效推进互联网医院建设过程中，不断总结凝炼临床经验，更新完善管理技术和流程规范，精心编撰成书《互联网医院高质量建设发展之路》。这本书既是对北京协和医院互联网医院建设历程的阶段性总结和体会，也希望借此为同行提供借鉴，共同探索前行，推动我国互联网医疗高质量发展！

张抒扬

北京协和医院院长

2021年8月

序二

党中央、国务院高度重视"互联网+医疗健康"工作，互联网医院也是践行《"健康中国2030"规划纲要》的重要举措。

北京协和医院顺应国家大局，医院领导高度重视，大力推动互联网医院建设。举全院之力，多部门协作，打下了可持续发展的根基。通过高水平筹划、高标准组织、高质量落实，当之无愧摘获北京市第一块互联网医院牌照。医院紧盯医疗质量和患者安全，制度先行，流程精练，凝聚成为全国首家互联网医院管理技术规范，实现了行业的创新引领。

本书内容包含的一系列"规范"，是在国家政策法规要求的基础上，融合"协和经验"，体现更高标准的实践结晶，是一本行业发展亟需的"工具书""秩序册"，将为下一时期"互联网+医疗健康"稳步前进和均质发展提供有益的参考和借鉴，也必将为互联网医院高质量发展注入创新活力，揭开"百家争鸣"新局面。

文俭

中国研究型医院学会互联网医院分会会长

2021年8月

前言

优质医疗资源扩容和促进优质医疗资源下沉是提升全国医疗服务质量、实现健康中国伟大战略目标的重要路径。而互联网技术与医疗行业的深度融合，充分发挥了互联网高效、便捷的优势，助力实现百姓少跑腿、数据多跑路，提升公共服务均等化、普惠化、便捷化水平，满足人民日益增长的优质医疗资源需求。"互联网+医疗健康"行业的蓬勃发展，是推动《"健康中国2030"规划纲要》实现的重大举措，是落实国务院办公厅《关于促进"互联网+医疗健康"发展的意见》和《关于推动公立医院高质量发展的意见》的重要实践。

北京协和医院2019年底启动筹划"互联网+医疗"工作，秉承医院高质量发展理念，举全院之力，11个部门组建项目组，按"互联网咨询、互联网诊疗、互联网医院"的三步走战略，稳步构建"云上协和"。2020年初，新冠疫情的来袭，不断催生患者线上就诊需求，北京协和医院借势而为、高效推进相关工作。2月至5月连续上线发热咨询、专科咨询和线上诊疗，迅速完成了"互联网+医疗"框架的搭建。2021年3月，经过一年的业务积累与经验总结，北京协和医院顺利通过北京市卫生健康委的审批，成为北京市首家互联网医院。

北京协和医院互联网医院的成立，是互联网医院项目组11个部门高效协作的结晶，也是各临床医技科室、职能处室通力配合的成果。医院将一路走来所积累的经验、探索的路径、梳理的流程、解难的方案，结合国家政策要求和公立医院高质量发展需求，编撰成《互联网医院高质量建设发展之路》。这是在国家政策法规框架下，全国首家发布互联网医院具体业务的指导规范，也是北京协和医院互联网医院建设与发展的经验总结。

本书回顾总结了北京协和医院互联网医院高质量建设发展历程，挑选了部分实践案例和医护人员开展互联网诊疗的工作心得，总结形成了6个方面互联网医院管理技术规范。希望能为相关管理部门政策制定提供参考，为医疗同行提供互联网医院建设、管理与高质量发展的实战经验。北京协和医院将继续秉承"一切为了患者"的服务理念，在互联网医院高质量发展之路上乘风破浪，扬帆远航。

北京协和医院互联网医院项目组

2021年8月

目录

第四部分

北京协和医院互联网诊疗操作指南

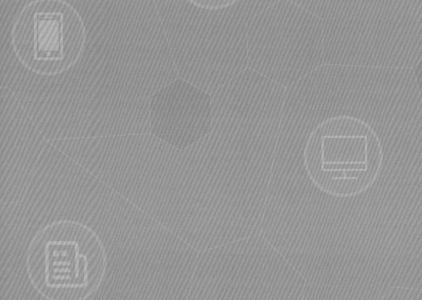

北京协和医院互联网诊疗医师接诊操作指南

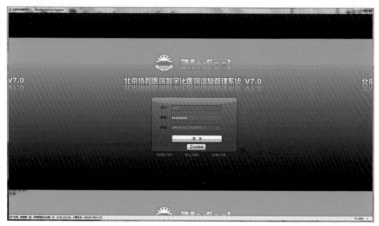

图4-1　医生登录互联网诊疗科室

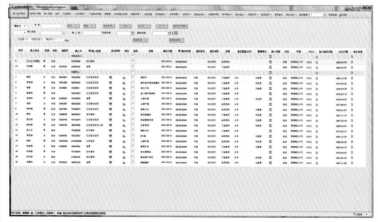

图4-2　HIS医生端门诊患者列表界面

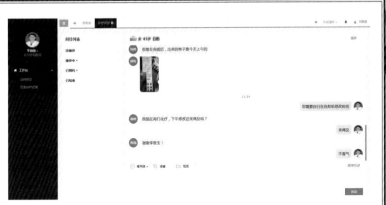

图4-3　点击门诊患者列表界面【线上诊疗通讯】，进入医患沟通界面

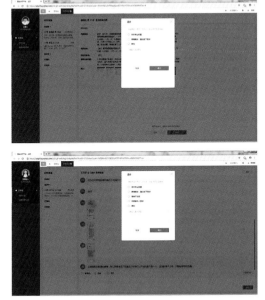

图4-4　根据患者病情情况，医生判断是否需要退诊
上：诊前退诊界面；下：诊后退诊界面。

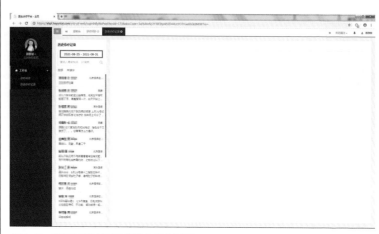

图4-5　根据时间查询已就诊的患者记录

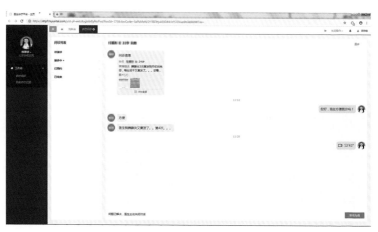

图4-6　医患沟通IM界面

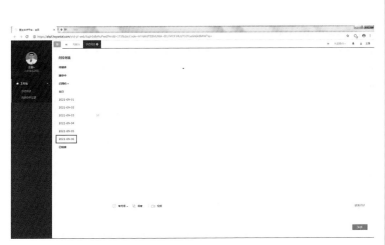

图4-7 医患IM界面显示未来7天预约患者数

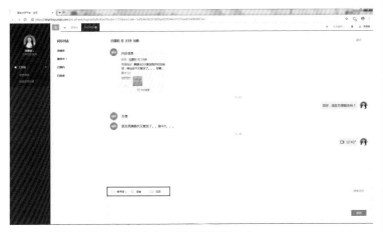

图4-8 医患沟通支持语音、文字、视频多种沟通方式

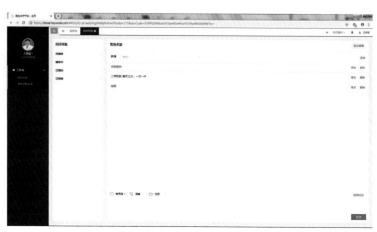

图4-9 医生维护常用语界面

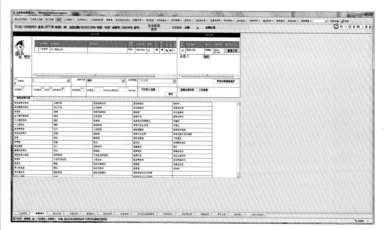

图4-10 医生下诊断界面，操作与线下门诊一致

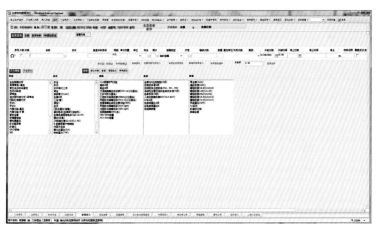

图4-11　医生开医嘱界面，操作与线下门诊一致

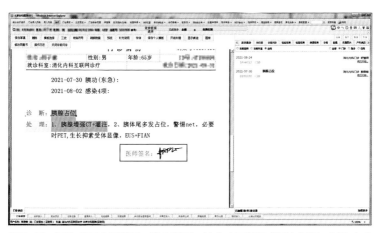

图4-12　医生书写病历界面，线上线下一体化病历展示（图中红框：医生完成
接诊，系统无感知实现医嘱电子签名）

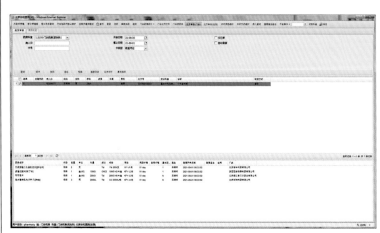

图4-13 医生完成接诊，药师审方界面

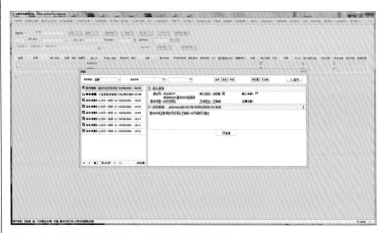

图4-14 药师审核不通过，医生站消息提示界面

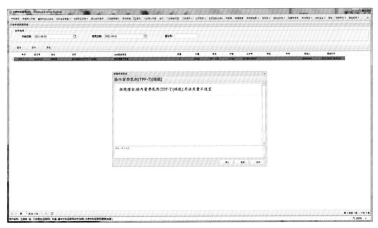

图4-15　药师审核不通过，医生站申诉界面，直至药师审方通过，患者方可缴费
　　　　取药

北京协和医院互联网诊疗患者操作指南

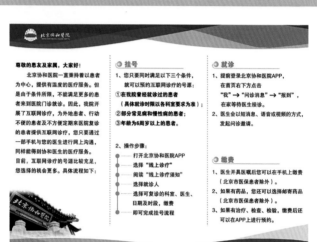

尊敬的患者及家属,大家好!

北京协和医院一直秉持着以患者为中心,提供有温度的医疗服务。但是由于条件所限,不能满足更多的患者来到医院门诊就诊。因此,我院开展了互联网诊疗,为外地患者、行动不便的患者及不方便定期来医院复诊的患者提供互联网诊疗,您将通过一部手机与您的医生进行网上沟通,同样能得到协和医生的医疗服务。目前,互联网诊疗的号源比较充足,您选择的机会更多。具体流程如下:

◉ 挂号

1、您只要同时满足以下三个条件,就可以预约互联网诊疗的号源:
①在我院曾经就诊过的患者(具体就诊时限以各科室要求为准);
②部分常见病和慢性病的患者;
③年龄为6周岁以上的患者。

2、操作步骤:
● 打开北京协和医院APP
● 选择"线上诊疗"
● 阅读"线上诊疗须知"
● 选择就诊人
● 选择可复诊的科室、医生、日期及时段,缴费
● 即可完成挂号流程

◉ 就诊

1、提前登录北京协和医院APP,在首页右下方点击"我" → "问诊消息" → "报到",在家等待医生接诊。

2、医生会以短消息、语音或视频的方式,发起问诊邀请。

◉ 缴费

1、医生开具医嘱后您可以在手机上缴费(北京市医保患者除外)。

2、如果有药品,您还可以选择邮寄药品(北京市医保患者除外)。

3、如果有治疗、检查、检验,缴费后还可以在APP上进行预约。

一、互联网挂号操作

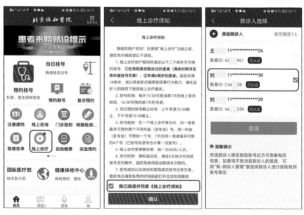

1. 打开线上诊疗　　2. 阅读并同意须知　　3. 选择挂号的患者

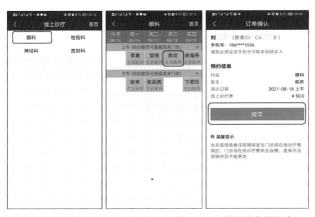

4. 选择挂号科室　　5. 选择挂号医生　　6. 核实信息并提交

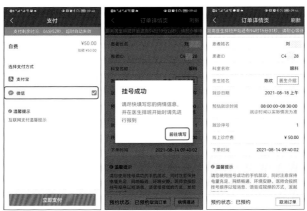

7. 选择支付方式　　8. 支付完成，选填　9. 挂号完成
　　　　　　　　　　　病情

二、互联网就诊操作指南

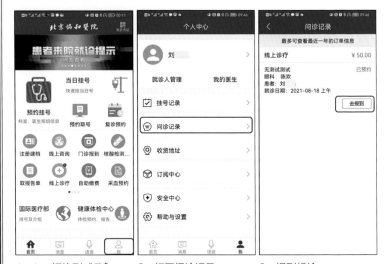

1. App切换到"我"　　2. 打开问诊记录　　3. 报到候诊

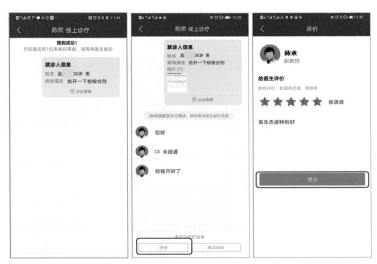

4. 等候医生接诊　　5. 医生接诊中　　6. 满意度评价，结束诊疗

三、互联网缴费取药操作指南

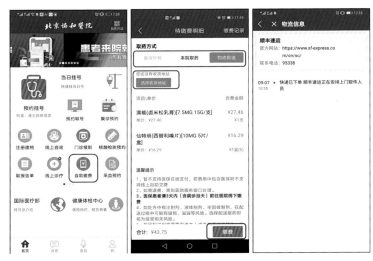

1. 首页进入自助缴费

2. 选择取药方式、收货地址

3. 完成缴费，药品配送

四、互联网退号操作指南

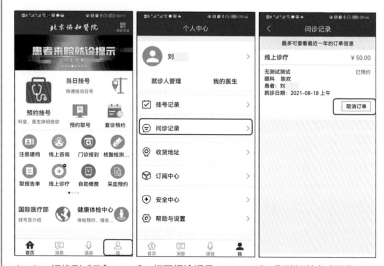

1. App切换到"我"　　2. 打开问诊记录　　3. 取消订单完成退号

五、互联网检验预约操作指南

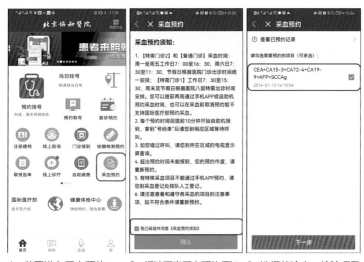

1. 首页进入采血预约　　2. 阅读同意采血预约须知　3. 选择就诊人、检验项目

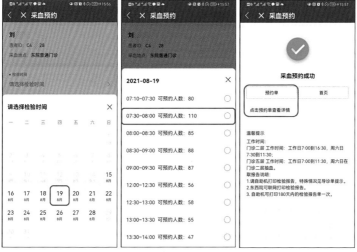

4. 选择检验日期　　5. 选择检验的时间段　　6. 完成检验预约

六、互联网检查预约、改约操作指南

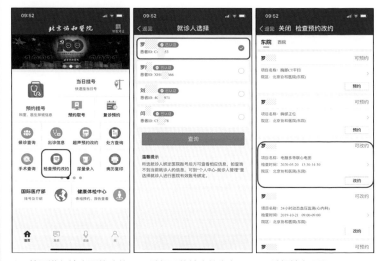

1. 首页进入检查预约改约　　2. 选择预约检查的患者　　3. 选择检查项目

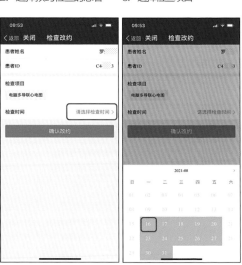

4. 同意检查预约改约须知　5. 进入时间选择日历　　6. 选择检查日期

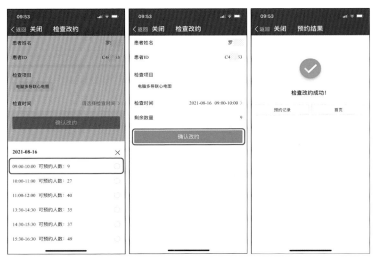

7. 选择检查时间段　　　　8. 确认检查时间　　　　9. 完成检查预约\改约

第一部分

北京协和医院互联网医院建设历程

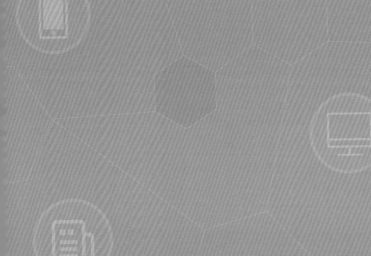

一、萌芽伊始

作为全国首批开展远程医疗工作的医疗机构之一，北京协和医院早在1997年4月就与地球另一端的美国波士顿开展了首例远程会诊，正式揭开"互联网+医疗"发展的序幕。

2015年，中央组织部、人力资源和社会保障部、国家卫生计生委组织开展医疗人才"组团式"援藏工作，北京协和医院牵头开展对西藏自治区人民医院医疗援助。为实现北京协和医院"大后方"对前方西藏自治区人民医院的全力帮扶，医院在2016年8月于北京、西藏两地同时建立专线连接的"沉浸式"三屏远程会诊室（图1-1），为远程医疗工作的开展打下了扎实基础。医院于2018年7月正式成立了"远程医疗中心"，以"做强远程医疗中心、统筹全院远程系统，管理远程服务，建成远程综合资源平台"为目标，主要开展"互联网+医疗"工作。在推进过程中，远程医疗中心结合医院间互联的实际情况，开展了"无门槛"式远程医疗合作模式的创新实践。

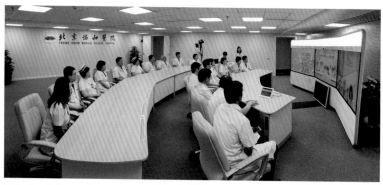

图1-1　北京、西藏两地专线连接的"沉浸式"三屏远程会诊室

二、全院联动

2019年6月，在医院的大力支持下，重新设计装修的远程医疗中心新址启用（图1-2），占地1400平方米，是涵盖远程会诊、教学、科研、管理等业务的软硬件综合平台。院领导高瞻远瞩，在远程医疗中心部署全区域第五代移动通信（5G）网络覆盖，设施达到国内领先、国际一流。截至2021年7月，远程医学合作范围覆盖全国29个省，300余家医疗机构，并率先开展了世界首例"5G远程眼底激光治疗"，在"5G+医疗健康"实践方面走在前列。

按照国家《关于促进"互联网+医疗健康"发展的意见》的指示精神，在院领导的高度重视和亲自部署下，医院11个部门联合组成互联网医疗项目组，举全院之力综合筹划。2019年10月24

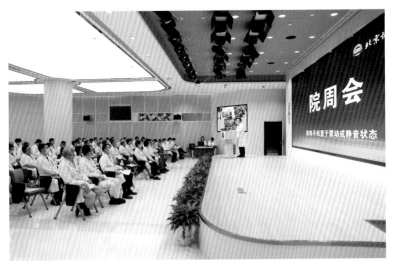

图1-2　远程医疗中心多功能厅

日，主管院领导亲自挂帅，项目组召开首次会议，以每周例会形式分工协作、高效推进工作（图1-3）。明确了以医院为主体，实施"小步快走，重点突破，筹备诊疗，咨询先行"发展步调，制订了"互联网咨询、互联网诊疗、互联网医院"三步走战略，正式翻开了"云上协和"发展新篇章。

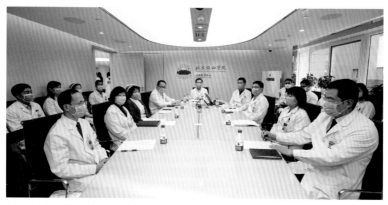

图1-3　互联网医疗项目组例会

　　互联网医疗项目组从申报政策研究、管理制度建设、工作流程梳理与系统开发测试出发，多线程倒排时间，同步实施。医院多次组织外出学习，开阔眼界，取长补短。多部门以"便捷与质量并重"为原则，梳理业务流程、起草管理制度，汇编成七章、共4.3万余字的制度。项目组以每周例会的方式推进工作，各部门每周汇报进展与问题，集中力量，攻坚克难。2019年底，信息中心完成系统初步开发，互联网咨询系统在春节前测试完成，为下一步工作快速推进奠定了坚实基础（图1-4）。

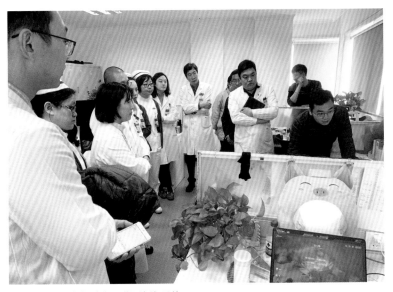

图1-4 信息中心测试互联网咨询系统

三、工作提速

2020年初，新冠疫情席卷全国。为了兼顾疫情防控需要和患者就医需求，院领导责成远程医疗中心总牵头、总协调、总把控，会同互联网医疗项目组，制订工作方案，推进相关工作。在院领导的带领下，多个部门共同努力，于2020年2月10日迅速在应用程序中开通"线上发热咨询"功能。2月17日起，专科咨询陆续上线，面向全国患者免费提供在线咨询服务（图1-5）。

面对日益增长的疾病诊疗需求，医院在线上咨询的基础上，加快了互联网诊疗的上线步伐。3月初，医院委派6名临床科室主任助理加入项目组，深度参与互联网诊疗前期筹备工作。

2020年3月26日，北京协和医院顺利通过了北京市卫健委新

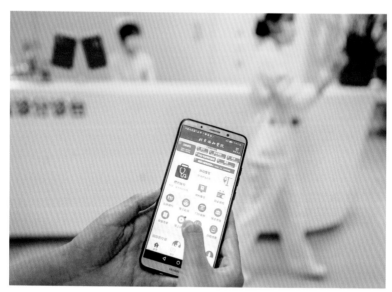

图1-5 应用程序系统截图

增互联网诊疗服务方式的线上审核，4月3日正式通过北京市卫健委资格审批（图1-6）。4月30日，顺利通过北京市医保中心互联网诊疗医保结算现场审核，5月9日，与北京市医保中心签订互联网诊疗补充协议。

2020年5月21日，互联网诊疗首次上线，医患双方可以通过图文、语音、视频多种方式进行沟通，患者足不出户即可享受协和医师提供的高质量诊疗服务（图1-7）。首批互联网诊疗由两个科室开拓试点；随着参与科室的扩展，线上诊疗服务工作量逐步增加。

2020年9月24日，北京协和医院实现了药品配送到家服务，打通了互联网诊疗"最后一公里"，为协和接近六成的外地患者提供便利（图1-8）。

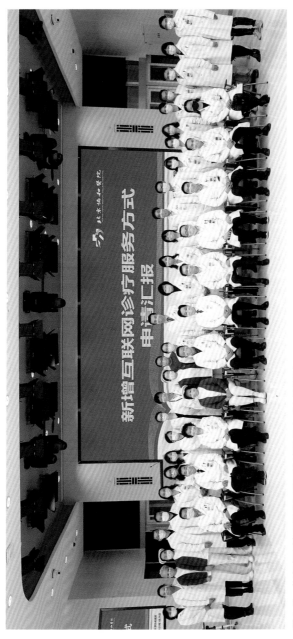

图1-6　北京市卫健委新增互联网诊疗服务方式申请通过

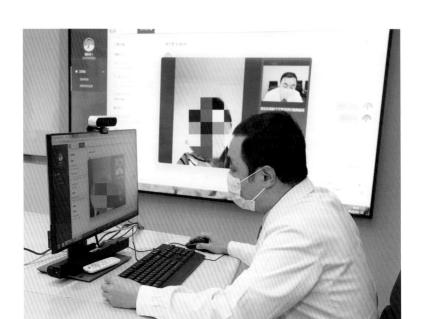

图1-7 互联网诊疗首次上线使用

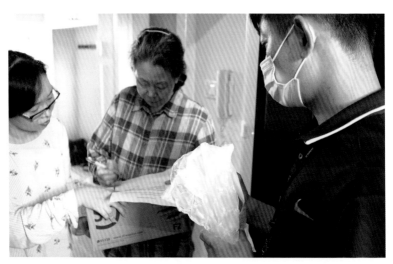

图1-8 北京协和医院实现了药品配送到家服务

四、高质量发展

张抒扬院长、吴沛新书记多次指出：协和医院要把互联网医院工作做实，要体现协和特色，建立协和标准，发挥示范引领作用，要切实让老百姓受益。

医院将"互联网医院建设"列为年度重点工作，项目组紧跟政策变化，在承担北京市首批互联网医院试点工作的基础上，积极筹备互联网医院资格申报。通过近一年的互联网诊疗业务经验积累，医院明确分工，修订制度，完善系统；2021年3月12日，北京协和医院以第二名称申报互联网医院，顺利通过北京市卫健委组织的专家现场审核（图1-9），3月15日北京市卫健委正式批复通过，北京市首家互联网医院落户协和。

北京协和医院互联网医院的成立，是贯彻落实《"健康中国

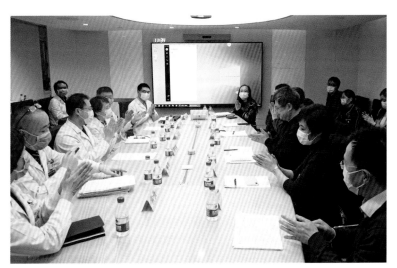

图1-9 互联网医院申报专家现场审核

2030"规划纲要》重要指示精神，是互联网技术与医疗行业的深度融合，充分发挥互联网的高效、便捷优势，提高资源利用效率，降低服务成本，满足人民群众日益增长的医疗卫生健康需求的重要举措，是推动公立医院高质量发展的大胆尝试，更是践行"百年协和 一切为民"宗旨的生动体现。北京协和医院互联网医院始终坚持两大目标：一是持续优化线上线下一体化就诊流程，把方便留给患者；二是发挥协和综合优势，推动优质医疗资源下沉，持续提升基层医疗服务能力和效率。将最新的医疗、管理成果向基层下沉、向偏远地区延伸。

截至目前（2021年7月），北京协和医院已有49个科室、1000余名医务人员开展线上咨询工作，累计服务患者20万人次；36个科室、1200余名医生开通了互联网诊疗权限，累计服务患者6万人次。

随着工作的逐步开展，北京协和医院不断加强对外交流合作，积极开展政策解读、学习调研、学术讨论，拓展视野，博采众长，稳步实现"云上协和"规划蓝图（图1-10）。

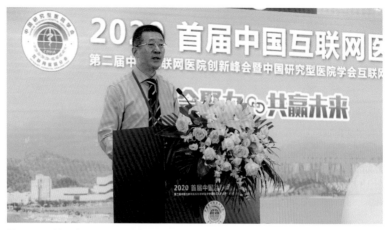

图1-10　首届中国互联网医院大会

　　北京协和医院互联网医院的建设和发展得到了各界媒体的广泛关注和报道，这既体现了社会对协和互联网医院工作的肯定，更反映出广大人民群众对"互联网+医疗"工作的需求和期许。2021年4月9日，北京晚报整版刊登了对协和互联网医院的介绍（图1-11）。

20 深度报道

探访北京首家互联网医院

手机上的协和医院看病记

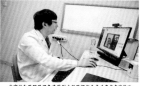

北京协和医院风湿免疫科副主任医师赵久良为患者在线诊治。　本刊记者 方非 摄

27个科室在线 药品配送到家

一个半小时看了16个病人

网上协和对医患双方都是种"解放"

本刊记者 杨绪军 通讯员 王璐

图1-11　北京晚报整版报道北京协和医院互联网医院

2021年7月31日，在国家卫生健康委、医院管理研究所、中国研究型医院学会互联网医院分会的大力支持下，在国内行业同仁和各界社会机构、媒体的关注和见证下，医院正式发布了"北京协和医院互联网医院管理技术规范汇编"，汇报在"互联网+医疗"领域的探索和实践，分享经验和心得，为同行提供借鉴；同时，也希望与各位领导和专家加强交流，共同探讨我国互联网医院的发展方向和挑战（图1-12）。

未来，北京协和医院互联网医院将继续秉承"一切为了患者"的服务理念，创新服务模式，打磨服务流程，提高服务效率，提升诊疗质量，树立行业标杆。在稳步推进远程会诊、互联网咨询和诊疗等业务工作基础上，努力推动云计算、大数据、物联网、区块链、5G等新一代信息技术与医疗服务深度融合，延伸医院服务功能，为更广大群众提供优质、高效、整合的医疗服务，为实现互联网医院、公立医院高质量发展拿出协和样本。为"互联网+医疗健康"的繁荣发展、为全面实现"健康中国"目标贡献力量。

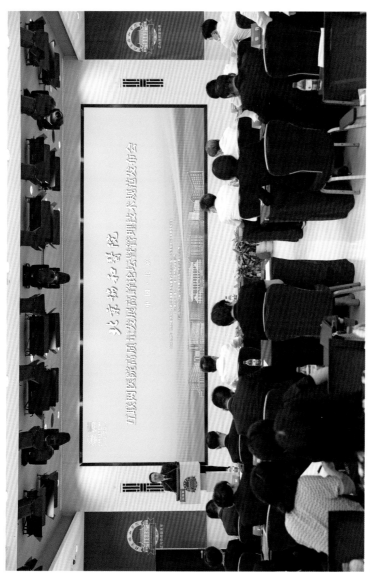

图1-12　"北京协和医院互联网医院高质量发展高峰论坛暨管理技术规范发布会"现场

第二部分

北京协和医院互联网医院管理技术规范

北京协和医院互联网医院医疗质量管理规范

第一章　总则

　　第一条　为加强互联网医院医疗质量管理，持续改进医疗质量，保障医疗安全，依据国家卫生健康委员会《医疗质量安全核心制度要点》《互联网医院管理办法（试行）》，结合北京协和医院（以下简称"协和医院"）实际情况，制定本管理规范。互联网医院线上诊疗与协和医院线下诊疗采用一体化医疗质量安全管理模式，强调全员、全流程闭环管理。

　　第二条　本规范适用于在北京协和医院互联网医院框架下开展的线上咨询、线上诊疗、线上会诊、线上用药指导、线上手术指导、线上护理等"互联网+医疗服务"。

第二章　质量管理体系

　　第三条　北京协和医院医疗质量与安全管理委员会是互联网医院质量、安全、人员资质等重大事项的专家审议决策机构，其职责主要包括：

1. 审议互联网医院质量与安全相关制度和重大修订；

2. 审议对互联网医院质量安全事件责任人的相关处理意见；

3. 审议其他互联网医院质量安全相关的重要事项。

第四条　医务处、门诊部、护理部、远程医疗中心等部门具体负责互联网医院质量安全管理工作。主要职责包括：

1. 制订互联网医院质量安全管理相关制度并组织实施；

2. 组织开展互联网医疗质量监测、预警、分析、考核、评价及反馈工作，促进互联网医院质量不断提升；

3. 审核互联网医院医师专业资质；

4. 审核互联网医院应用场景并对其应用效果进行监测；

5. 建立医务人员互联网质量管理相关法律、法规、规章制度、技术规范的培训制度，制定培训计划并监督实施；

6. 建立奖惩机制，对互联网医院质量与安全产生积极效果的相关人员给予奖励，对造成重大不良影响的进行处罚；

7. 其他与互联网医院质量与安全相关的工作。

第五条　从事互联网医院工作的医师、护师、药师等，应符合资质要求并按照医院相关规定严格履行准入流程，并履行相关职责：

1. 按照约定时间进行相关医疗服务，通过图文、语音或者视频等方式进行交流时，应遵循临床诊疗指南、技术操作规范、行业标准等相关要求，严格遵守医疗质量安全核心制度，合理检查、规范治疗；

2. 坚持首诊负责制，不推诿患者；

3. 尊重患者合法权益，严格执行患者知情同意；

4. 定期接受医院组织的培训和考核。

第三章 质量保障

第六条 开展互联网医院诊疗活动必须与线下诊疗科目相一致，不开展未经卫生健康行政部门核准诊疗科目的互联网医院诊疗活动。互联网医院服务对象仅限于常见病、慢性病复诊患者，不得对首诊患者开展诊疗活动。

第七条 在互联网医院诊疗的医师应在其注册的执业范围内开展互联网医院诊疗活动，并满足以下条件：

1. 有3年以上独立临床工作经验；

2. 年度考核合格；

3. 医师定期考核合格；

4. 无医院认定的违法违纪行为及其他不良记录；

5. 符合国家卫生健康委、北京市卫生健康委相关要求。

第八条 医师在线开展复诊时，应当掌握患者病历资料，确定患者在实体医疗机构明确诊断为某种或某几种常见病、慢性病后，可以针对相同诊断进行复诊。当患者出现病情变化需要医务人员亲自诊查时，医务人员应当立即终止互联网医院诊疗活动，引导患者到实体医疗机构就诊。

第九条 为所有互联网医院诊疗患者建立电子病历，并按照《北京协和医院互联网诊疗病历书写规范》要求书写、管理病历，保障病历内容客观、真实、准确、及时、完整、规范。互联网医院病历管理，纳入医院整体病历质量管理体系，定期检查并反馈结果，促进质量提升。

第十条 医师开展互联网医院诊疗活动应当严格遵守《北京协和医院互联网处方管理制度》等处方管理规定。医师掌握患者病历资料后，可以为部分常见病、慢性病患者在线开具处方。在线开具的处方必须有医师电子签名，经药师审核后生效。药品调剂配送需符合全程闭环管理、全流程信息可追溯、保证患者用药安全。

第十一条　医师开展互联网医院诊疗活动时，不得开具麻醉药品、精神药品等特殊管理药品的处方。为低龄儿童（6岁以下）开具互联网儿童用药处方时，应当确认患儿有监护人和相关专业医师陪伴。

第十二条　按照北京协和医院互联网医院信息系统管理规定，相关人员应当严格执行信息安全和医疗数据保密的有关法律法规，符合信息化建设规范、制定相应应急预案。各相关工作人员应妥善保管患者信息，不得非法买卖、泄露患者信息。发生患者信息和医疗数据泄露后，应当及时向医务处、门诊部报告，并立即采取有效应对措施。

第十三条　相关人员在互联网医院诊疗活动中，如出现下列问题，将按照医院相关规定进行处理，构成犯罪的依法追究刑事责任：

1. 违反卫生法律、法规、规章制度或技术操作规范，造成严重后果者；

2. 由于责任心问题延误患者诊治，造成严重后果者；

3. 未经诊查出具检查结果或相关医疗文书者；

4. 泄露患者隐私，造成严重后果者；

5. 违反知情同意原则者；

6. 违规开展禁止或限制临床应用的医疗技术，采用不合格或未经批准的药品开展诊疗活动者；

7. 产生政策法规禁止的不当言论者；

8. 其他违反本规定的行为。

第四章　质量持续改进

第十四条　开展互联网医院诊前、诊中、诊后质量评价，定期对人员资质、诊疗行为、患者隐私保护等过程进行全方面评估，通过预警及时干预违规行为，提升互联网医疗服务质量、保障患者安全。

第十五条　定期开展互联网医院患者及员工满意度评价，提升患者就医体验及医务人员执业获得感。

第十六条　逐步开展互联网处方点评工作，重点针对不规范处方、用药不适宜处方及超常处方进行管理，点评结果定期公示。

第十七条　鼓励医务人员对互联网医院的医疗安全不良事件及安全隐患进行报告，由主管部门会同相关部门共同制定整改和防范措施，落实持续改进。如发生投诉纠纷等，按照《北京协和医院医疗投诉管理规定》等相关要求处理。

北京协和医院互联网医院院区间远程会诊管理规范

第一条　为促进协和医院互联网医院建设，提升会诊效率，保障医疗质量和患者安全，依据国家卫生健康委员会《医疗质量安全核心制度要点》《互联网医院管理办法（试行）》，结合协和医院实际情况，特制定本管理规范。

第二条　坚持线下线上相结合的会诊原则，患者病情需进行床旁体格检查的，应选择线下会诊；如24小时内线下响应会诊确有困难且疾病特点允许线上会诊的，可通过远程线上会诊解决。

第三条　各临床科室根据本科室情况，确定线上会诊指征，经科室核心组讨论签字后，报医务处、远程医疗中心备案。

第四条　线上会诊申请科室应严格掌握线上会诊指征，评估患者病情选择适宜的会诊形式。病房住院医师经主治医师同意后，通过病房HIS（Hospital Information System）会诊系统发起会诊申请；会诊前，申请科室与会诊科室沟通线上具体会诊时间，准备好相应病历资料等。

第五条　会诊科室如评估患者病情不符合线上会诊指征的，有权拒绝线上会诊申请。会诊医师线上会诊时须做到详细阅读病历，同申请医师沟通需解决的问题，详细书写会诊记录单，并完成线上电子签名确认。

第六条　申请科室打印经电子签名确认的会诊记录放入运行病历，并将会诊意见的执行情况在病程中记录。

第七条　线上会诊可在远程医疗中心或具备远程会诊条件的病区进行；目前线上会诊收费参照线下收费标准。

第八条　医务处定期对线上会诊质量进行监管，并纳入医疗综合绩效考核。

北京协和医院互联网医院知情同意管理规定

第一条　为落实《国务院办公厅关于促进"互联网+医疗健康"发展的意见》（国办发〔2018〕26号），规范北京协和医院互联网医院管理和互联网诊疗行为，提升互联网医院诊疗质量，保障患者安全，根据《中华人民共和国执业医师法》《医疗机构管理条例》《医疗质量管理办法》《互联网诊疗管理办法（试行）》《互联网医院管理办法（试行）》等相关法律法规，特制定本规定。

第二条　知情同意是患者对病情、诊疗方案、医疗风险、费用开支等情况有了解与被告知的权利，患者在知情的情况下有选择、接受与拒绝的权利。全体医务人员应充分尊重患者的知情同意权，自觉履行医疗告知义务。

第三条　医务处、门诊部、护理部、远程医疗中心、法务办等部门具体负责互联网医院知情同意书、告知书等相关文书的起草、更新工作。

第四条　在诊疗前，应告知患者北京协和医院会对医生与患者之间的诊疗留言、语音、图像、视频通话等进行保存。同时应告知患者线上诊疗存在局限性，如医师认为患者病情不适宜在线上进行接诊，医师有权利在接诊后发起退号（同时退费），并建议患者线下就诊。

第五条 在线上诊疗过程中，从事互联网医院工作的医师、护师、药师等提供多学科线上诊疗、线上护理咨询、药品配送到家等医疗服务前，需与患者签署相应知情同意书，并向患者说明医疗服务内容、费用等情况，征得患者同意，不宜向患者说明病情的，应当征得其监护人或者近亲属同意。

第六条 对于适宜开展院区间线上会诊的患者，主管医师应充分告知，征得患者或其委托人明确同意后进行组织。

第七条 随着业务场景的不断拓展，与诊疗相关的告知与知情同意书签署同线下要求。

北京协和医院互联网诊疗业务管理技术规范

第一章 总则

第一条 互联网诊疗定义

互联网诊疗是指具备注册执业医师资质的医生，经医务处审核批准后，通过互联网等信息技术向患者提供线上复诊、开具常规检验检查、开具治疗用药等医疗服务。

第二条 互联网诊疗开展方式

互联网诊疗支持多种沟通方式，包括图文短信、语音短信、语音通话及视频通话等。

第三条 互联网诊疗接诊范围

1. 接诊范围包括半年内曾经在本院线下就诊且患有常见病或慢性病的患者及在其他实体医疗机构就诊，持检验检查标本来本院进行检测会诊的患者。

2. 暂不开放低龄儿童（6岁以下）互联网诊疗服务，特殊情况在确认患儿有监护人和相关专业医生陪伴下，可以开展互联网诊疗服务。

3. 通过互联网开展的常见病、慢性病的疾病种类，需由科室核心组讨论决定，并与线下曾就诊的疾病种类相同。

第四条　互联网诊疗流程

1. 互联网诊疗患者就诊流程包括预约挂号、提交病历资料、实名认证、患者就诊、线上/线下缴费、预约检验检查、取药、满意度评价。

2. 互联网诊疗医生接诊流程包括病历资料审核、发起接诊、问诊、写病历、开具检查检验处方、完成接诊。

3. 互联网诊疗流程图（图2-1）。

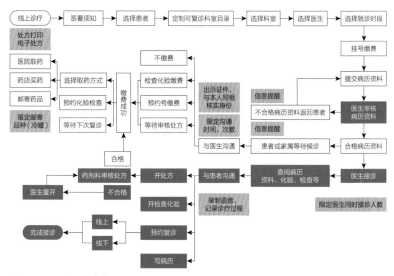

图2-1　互联网诊疗流程图

第二章　互联网诊疗患者管理流程

第五条　预约挂号

1. 患者需仔细阅读《线上诊疗须知》（附件1）及《免责

声明》（附件2），签署同意后方可进入互联网诊疗预约流程。

2. 挂号流程

（1）选择就诊人；

（2）选择科室；

（3）选择医生、出诊时间；

（4）在线缴费，完成在线预约。

3. 挂号方式：患者可通过手机App实现互联网诊疗预约挂号服务。

4. 挂号时间

（1）患者可以预约未来7天内的互联网门诊，每天15：30后可查询第7天的互联网诊疗医生排班，16：00后可预约第7天的号源。

（2）医生可主动为病情适宜的患者预约互联网诊疗号源，患者可在就诊日前7天内挂号。

（3）当日预约挂号截止时间：上午号源10：30截止，下午号源15：30截止。

（4）当日线上报到截止时间：上午号源11：30截止，下午号源16：30截止。

5. 挂号规则：同线下挂号规则一致，就诊人在同一单元同一亚专业仅允许挂一个号，同一单元不同亚专业仅允许挂两个号，七天内在App最多可挂四个号（累计退号次数）。此规则不限制医生主动预约复诊患者数量。

6. 互联网诊疗医事服务费统一为50元/人次。

第六条　提交病历资料

在界面上传近6个月的病历资料，要求病历信息真实准确，图片资料清晰不歪斜。

第七条　实名认证

互联网诊疗严格执行实名预约挂号及就诊制度。预约互联网诊疗的患者姓名必须与线下首诊姓名相同，诊疗时必须持有效身份证明配合医生完成身份认证。

第八条　患者就诊

1. 患者在就诊当日，按照约定的就诊时间，提前通过互联网渠道（包括但不限于手机App）进入互联网诊疗候诊，等候医生发起接诊。

2. 未满18岁或以其他形式被限制民事行为能力的患者，需要在监护人的陪同下使用互联网诊疗服务。

第九条　缴费

1. 患者通过互联网诊疗平台在线支付医事服务费，支付方式包括微信、支付宝、银行卡等方式。

2. 自费和医保"脱卡结算"患者通过互联网诊疗平台在线支付检验、检查、药品、治疗等费用。

3. 不能实现线上支付或线上支付有困难的患者，允许通过线下自助机或收费窗口等方式缴费。

第十条　预约检查

互联网诊疗开具的检查、检验、治疗等医嘱，需要在线上完成预约或改约手续，特殊项目可以到医院线下办理预约手续。

第十一条　取药

1. 互联网诊疗开具的处方，需通过药剂科审核。

2. 提供本院取药、医保外购、物流配送三种取药方式，患者根据自身情况选择其中一种。

（1）本院取药：患者需在3天内（含就诊当日）到院内自助机或人工窗口缴费，再到本院窗口取药。

（2）医保外购：患者可到支持医保结算的社会药房缴费、取药和打印处方，本院制剂不支持医保店外购。

（3）物流配送：根据患者填写的配送地址将药品邮寄到家。本次就诊中含有检查检验医嘱，或处方中有一种药品不可配送时，整单均不能进行药品配送。

第十二条　退费

1. 患者可以在就诊前一天16：00前通过手机App办理医事服务费退费手续，费用通过原支付方式退回。

2. 就诊当日退医事服务费，需要与医生沟通后，由医生端发起退费。

3. 检验检查等医嘱项目退费，按线下门诊退费流程到院办理。

第十三条　患者评价机制

在诊疗结束后，患者以打星形式对医生进行评价，最满意为五颗星，评价结果在北京协和医院App互联网诊疗板块上展示。

第三章　互联网诊疗业务管理规范

第十四条　互联网诊疗准入管理规定

1. 科室申请开通互联网诊疗的流程

（1）已有线下门诊的科室申请开通相同专业互联网诊疗，由门诊部、医务处、远程医疗中心审核通过后，信息中心开通互联网诊疗权限。

（2）新开设互联网诊疗专科，由门诊部、医务处、远程医疗中心审核通过后，人事处审批并建立科室代码，绩效运营办公室根据科室代码进行绩效分配，信息中心配置和开通互联网诊疗权限。

2. 医生申请开通互联网诊疗出诊权限流程

（1）申请人资格要求：本院或外院办理执业注册的聘用医生；有3年以上独立临床工作经验；年度考核合格；医生定期考核合格；无医院认定的违法违纪行为及其他不良记录；符合国家卫生健康委、北京市卫生健康委相关要求。

（2）申请流程：科室填写《互联网诊疗科室报名医师名单》并提交申请，科主任审批通过后，门诊部、医务处根据名单审核医生资质、工作经历、考核情况，审核通过人员由信息中心负责开通互联网诊疗出诊权限。

第十五条　出诊排班管理规定

互联网诊疗可设置单元排班制与医生自主预约制两种模式。科室应按规定做好互联网诊疗业务的排班工作，同时鼓励科室具备互联网诊疗权限的医生积极开展自主预约。

1. 单元排班制

（1）每天可安排上午、下午2个互联网诊疗单元。

（2）每科室每天安排不少于1个互联网诊疗单元，每周不少于5个单元。

（3）单元放号数量与放号时间同医院线下门诊保持一致。

2．自主预约制

医生可根据个人时间和工作安排预约、接诊互联网患者，不受出诊单元限制，接诊时间可为早7：00—晚21：00。

3．排班管理规定

（1）医生不能擅自停诊，如遇在自主预约的时间内无法接诊，需提前与患者沟通，做好改约及解释工作。

（2）医生可在出线下门诊单元时，接诊互联网诊疗患者。

（3）出诊地点：医生可通过院内门诊诊室、办公室或病房等医生工作站的计算机开展互联网诊疗工作。

第十六条　关于互联网诊疗停诊的管理要求

1．适用范围：互联网诊疗排班制工作模式。

2．停诊类型：分为常规停诊和紧急停诊两类。

3．常规停诊

（1）因故停诊的医生，请提前10天提交电子停诊申请单，报科室主任审批。

（2）禁止以电话或口头通知的形式进行常规停诊。

4．紧急停诊

（1）因外派公务、紧急会诊、突发意外、病事假等特殊情况而导致的停诊。

（2）停诊医生请按照常规停诊流程及时补交电子停诊申请单。

5．常规停诊医生负责做好已经提前预约挂号患者的改约、退号及解释安抚工作。

6．停诊后可安排其他医生替诊，需在停诊申请中填写替诊医生姓名，并做好工作衔接。

7. 停诊次数、性质将纳入互联网诊疗专项绩效考核，与科室及本人考核挂钩。

第十七条 医生互联网诊疗活动诊疗规范

1. 在诊疗活动中应当依法执业，遵守《中华人民共和国执业医师法》等相关法规，按照核定的执业类别和范围开展互联网诊疗活动，禁止超执业范围、超诊疗科目开展执业活动。

2. 互联网诊疗的接诊医生必须按时出诊，由本人完成诊疗过程，不能擅自替诊。

3. 医务人员应严格落实实名制接诊，认真核实患者身份信息。

4. 遵照电子病历书写规范要求书写电子病历。

5. 医生遵照互联网电子处方要求开具药品；不得开具麻醉药品、精神药品等特殊管理药品的电子处方。为低龄儿童（6岁以下）开具互联网儿童用药处方时，应当确认患儿有监护人和相关专业医生陪伴。

6. 互联网诊疗过程中，当患者病情出现变化需要医生现场诊查时，应当立即终止互联网诊疗活动，引导患者到实体医疗机构就诊。

7. 诊疗结束前，医生应根据病情为患者做好下次线上或线下复诊预约。

8. 医生不得通过平台传播国家法律法规禁止的不良信息内容，不得对国家、行业及医院有诋毁污蔑的不良言行。

9. 未经患者本人同意，医生不得向他人公开患者个人信息、病史、病程及治疗过程等资料。

10. 医生应恪守职业道德，不得为谋取不正当利益不合理转介患者，扰乱医疗秩序；严禁私自以任何形式将互联网诊疗患者转至外院看门诊、做治疗、手术等。凡有违反此规定者，停止其从事互联网诊疗工作的资格。

第十八条　互联网诊疗投诉管理规定

1. 互联网诊疗群众诉求来源：门诊接待室、院办公室、北京市卫生计生热线12320、北京市政务服务热线12345、北京市卫生健康委线上信访系统、患者来信文书等。

2. 各临床科室及职能部门应设立信访工作分管领导和信访联络专员各一名，信访联络专员负责对涉及本部门的群众诉求进行调查、核实和处理，分管领导对处理情况进行审核。责任人员如需调整，应及时上报门诊部备案。

3. 门诊部接到群众诉求后要及时处理化解，对涉及具体临床科室或职能部门的诉求应分转各责任科室核实处理，责任科室在2个工作日内将处理意见反馈门诊部。

4. 信访联络员在处理群众诉求过程中，如遇特殊情况或复杂问题应及时上报。发现可能引起重大医疗纠纷的案件，第一时间上报部门负责人，避免发生重大信访事件。

5. 涉及医疗纠纷的案件，经常规程序处理后，医患双方仍然不能达成一致的，引导患者到北京市医疗纠纷人民调解委员会或者人民法院进行处理。

6. 门诊部每月对群众诉求案例进行汇总和鉴定，根据有效投诉的情节轻重对责任科室进行绩效考核。

第四章　人员培训制度

第十九条　培训范围

所有参与互联网诊疗的工作人员，包括医生及辅助岗位人员应定期接受培训。建立问题响应机制，及时反馈问题。

第二十条　培训方式

培训方式包括线下面对面培训、线上直播培训、视频录播培训等，其中视频录播培训资料应完整保存于北京协和医院自主学习平台（图2-2），便于用户随时回看。

第二十一条　培训内容

1. 相关政策：国家卫生健康委发布的《远程医疗服务管理规范（试行）》《互联网诊疗管理办法（试行）》《互联网医院管理办法（试行）》，以及其他相关国家政策、北京市政策等。

2. 医师准入条件：医生应在其注册的执业范围内开展互联

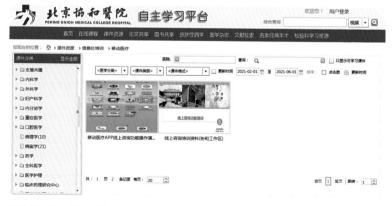

图2-2　北京协和医院自主学习平台界面

网诊疗活动，包括医生资质、工作经验、工作量、不良记录等方面的审核标准。

3. 诊疗须知：包括互联网诊疗接诊范围、工作模式、接诊要求等。

4. 排班放号规定：包括排班要求、停诊替诊要求、出诊单元、放号量要求等。

5. 诊疗流程：包括硬件准备、数据准备、业务系统应用，患者互联网诊疗流程、医生登录、接诊流程等。

6. 处方管理：包括开具处方的一般规定、基本要求、处方书写规则、处方药品范围、药品用量，以及处方审核内容、药品不良事件上报及药品配送到家的相关说明。

7. 病历书写：包括线上病历调阅方式、上传病历资料质量要求、电子病历书写规范、质控标准等。

8. 医保政策：包括医保患者互联网复诊认证标准流程、家属陪诊相关规定和医保处方药品剂量、开药周期等相关要求。

9. 沟通技巧：包括互联网诊疗标准话术、短信文本规范、接诊礼貌用语，以及对患者使用不文明用语、扰乱互联网就诊秩序等突发情况的应对方案。

第二十二条　互联网诊疗操作系统培训要求

系统交付科室用户使用前，应对用户进行系统操作培训，交付培训文档，以提高用户的使用技能。对于系统交付上线后新增功能、新增模块，需在上线前对相关科室关键用户进行统一培训，并由关键用户对本科室人员进行全员培训。

第二十三条　互联网诊疗操作系统问题响应机制

建立问题及时响应沟通机制，如设立咨询热线电话、微信关键用户联络群（图2-3）等，便于用户及时反馈问题，技术人员及时响应问题。

第二十四条 培训资料管理

培训文档应于培训前发放至用户，培训文档应包含培训的PPT资料，常见问题资料等。当前培训资料存于App工作区"功能说明"文档中（图2-4）。

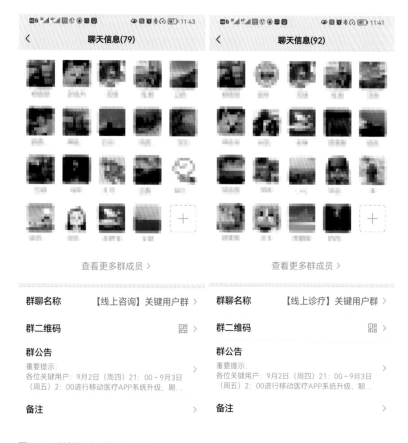

图2-3 关键用户联络群界面

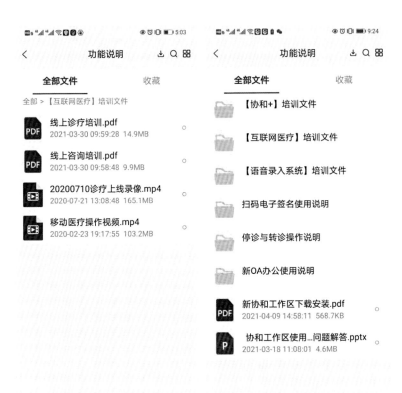

图2-4　App工作区"功能说明"文档示意图

附件1

线上诊疗须知

尊敬的用户:

您好!

在使用"线上诊疗"功能之前,请您先仔细阅读以下须知。

1. 线上诊疗用户需同时满足以下两个条件方可预约挂号:①在我院曾经就诊过的患者(具体时限详见各科室挂号页面);②年满6周岁的患者。如您未满18周岁,或以其他形式被限制民事行为能力,请在监护人的陪同下使用线上诊疗服务。

2. 放号时间:每天15:30可查询第7天的线上医师排班,16:00可预约第7天的号源。

3. 当日预约挂号截止时间:上午号源10:30截止,下午号源15:30截止。

4. 挂号规则:在一个线上诊疗单元内,同一患者最多可预约两个不同科室(亚专业)号,同一科室(亚专业)可预约一个号;7天内同一患者最多可预约4个号(已挂号后退号也计算一次挂号)。

5. 线上诊疗医事服务费:统一为50元/人次。

6. 支付时效:预约成功后,请在5分钟之内完成挂号支付操作，超时系统将自动取消本次预约。

7. 挂号成功以北京协和医院成功挂号记录为准。就诊当日请您在预约时间段前打开北京协和医院App，在首页"我"—"问诊记录"里进行报到。

8. 请您使用挂号成功的手机就诊，注意保持电量充足、网络畅通、环境安静。医师会按照挂号顺序以短消息、语音或视频的方式，发起问诊邀请。

9. 医生无法接诊未报到的患者，超过预约时段未报到或医师接诊后发起问诊邀请，患者三次未应答，均视为患者爽约，挂号费将不予退还。如您仍需使用线上诊疗功能，请重新预约。

10. 退号规则：线上诊疗只能在App退号，截止时间为就诊日前一天16：00，过时不可退号。

11. 按照国家规定，医疗机构开展线上诊疗活动时，不得开具麻醉药品、精神药品、医疗用毒性药品、放射性药品等特殊管理药品的处方。如病情治疗需要上述药品，请您在线下门诊就诊。

12. 目前线上诊疗已开通自费患者的药品配送服务，暂未开通北京医保患者的药品配送服务。患者如需取药，可选择药品配送（限自费患者）、医保药店外购（限北京医保患者）或者到医院取药（自费及北京医保患者均可选择）。

13. 北京医保患者如需取药，请慎重选择取药方式。如选择"医保外购"后不支持修改为"本院取药"。另外，本院制剂不支持医保药店外购。

14. 如选择"本院取药"，请在3天内（含就诊当日）到院前往自助机或人工窗口缴费，暂不支持App缴费。

15. 选择"物流配送"后，请您在缴费前仔细阅读《药品配送须知》。如当次就诊中含有检查检验医嘱，或处方中有一种药品不可配送时，则整单均不能进行药品配送，"物流配送"选项自动设置为不可选。

16. 为了保证就诊质量，请务必在就诊前提交病情资料，禁止提交违反国家法律法规的内容。如提交的资料不清晰、不能满足线上诊疗要求等，接诊医师有权利退号。

17. 根据国家"实名就医"法规，患者就诊时需要准备好身份证进行线上验证；非患者本人就诊，医师不接诊；如有直系亲属陪诊，需要对患者本人进行视频信息采集。

18. 因线上诊疗存在局限性，如医师认为患者病情不适宜在线上进行接诊，医师有权利在接诊后发起退号（同时退费），建议患者线下就诊。

附件2

免责声明

尊敬的用户：

您好！

在申请注册流程中点击同意本协议之前，请您认真阅读本协议。请您务必审慎阅读、充分理解各条款内容，特别是免除或者限制责任的条款。如您未满18周岁，或以其他形式被限制民事行为能力，请在监护人的陪同下阅读本协议。

当您按照注册页面提示填写信息、阅读并同意本协议且完成全部注册程序后，即表示您已充分阅读、理解并接受本协议的全部内容，并与北京协和医院线上诊疗服务平台达成一致，成为北京协和医院线上诊疗服务平台用户。您的注册行为将被认为是对本协议全部条款无保留的接受和遵守。阅读本协议的过程中，如果您不同意本协议或其中任何条款约定，您应立即停止注册程序。

一、用户及注册

1.1 北京协和医院线上诊疗服务平台提供用户注册。您的帐号和密码由您自行保管；您应当对以您的帐号进行的所有活动和事件负法律责任。

1.2 您注册时，在账号名称、头像和简介等注册信息中不得出现违法和不良信息，否则北京协和医院线上诊疗服务平台有权拒绝提供服务，并关闭该账号。

1.3 由于医疗行业的特殊性，为保证医疗安全，您注册并登录北京协和医院线上诊疗服务平台帐号时，需要提供个人信息。您需要向我们提供以下信息：手机号码、身份证号码（用于实名认证）、用户姓名、性别、出生日期、所在城市。

二、服务内容

2.1 预约"线上诊疗"时，请认真阅读《线上诊疗须知》，用户需明确知晓在线诊疗服务可能存在的风险，并签字确认认同风险后方能预约"线上诊疗"。预约成功以北京协和医院线上诊疗服务平台的站内消息通知为准。

目前我院线上诊疗服务对象为6个月内在我院有门诊/住院记录的复诊患者本人，只对部分科室的部分常见病、慢性病开通了线上诊疗服务。线上诊疗业务不适用于急诊患者、首诊患者、危重患者和疑难病患者。

2.2 鉴于临床工作的特殊性，线上诊疗专家遇到抢救等紧急医疗任务的特殊情况时，有可能延后甚至取消诊疗服务。

2.3 用户自由选择线上诊疗或到实体医疗机构就诊，用户在等待诊疗期间，如遇身体不适或病情发生变化，请及时到实体医疗机构就诊，以免贻误病情，北京协和医院线上诊疗服务平台不承担任何责任。

2.4 诊疗用户确保提供病历资料、病情描述、照片真实完整、清晰可辨，北京协和医院线上诊疗服务平台诊疗专家因用户所提供内容不完整、不真实而导致的诊疗结果存在瑕疵，北京协和医院线上诊疗服务平台对此不承担任何赔偿责任。

2.5 在开展互联网诊疗过程中，线上诊疗医师认为患者提供的病情资料有局限性，或线上诊疗医师发现患者出现病情变化需要医务人员亲自诊查时，可终止线上诊疗活动，建议患者到实体医疗机构就诊。北京协和医院线上诊疗服务平台不退还诊疗服务费，并且对此不承担任何有关治疗及延误病情的责任。

2.6 北京协和医院线上诊疗服务平台医师只能为部分常见病、慢性病患者在线开具处方，在线开具的处方必须有医师电子签名，经药师审核后生效。北京协和医院线上诊疗服务平台医师不负责其他疾病的诊疗及开药服务，不得开具麻醉药品、精神药品等特殊管理药品的处方。

2.7 对于因不可抗力或北京协和医院线上诊疗服务平台不能控制的原因造成的网络服务中断或其他缺陷，北京协和医院线上诊疗服务平台不承担任何责任。

2.8 线上诊疗服务内容仅针对医疗健康问题，对于非医疗健康类问题（例如涉黄赌毒类问题）、违反法律规定的问题（例如胎儿性别鉴定等）、有伤社会风化的问题、追问线上诊疗专家个人信息的问题、可能危害自己或他人健康等的问题、涉及医疗司法举证的问题以及其他医务人员认为有必要予以禁止的问题，医务人员有权不予回复。

2.9 北京医保参保人员只能选择来院取药或到支持医保实时结算的药店外购药品，暂不支持药品配送服务。

2.10 处方开具当日有效。特殊情况下需延长有效期的，由开具处方的医师注明有效期限，但有效期最长不得超过3天。

2.11 患者需知晓，根据国家相关法律规定，除药品质量原因外，药品一经售出，不得退换。

2.12 药品签收环节请核对无误再确认签收，收件人须出示有效凭证。

三、用户发表的言论及信息处理

3.1 北京协和医院线上诊疗服务平台因用户发布的内容违法、侵犯第三人合法权益，而引发第三方起诉，北京协和医院线上诊疗服务平台不承担任何赔偿责任，且有权将线上诊疗专家与用户之间的留言、语音、图像、视频通话等记录提交给公安、法院、卫生行政部门等国家机关。

3.2 用户通过北京协和医院线上诊疗服务平台发表的各种言论（包括但不仅限于咨询问题、就医经验、医生点评、医院点评等），并不代表北京协和医院线上诊疗服务平台赞同您的观点或证实其内容的真实性。

3.3 对于您在北京协和医院线上诊疗服务平台上的不当行为或其他任何北京协和医院线上诊疗服务平台认为应当终止服务的情况，北京协和医院线上诊疗服务平台有权随时做出删除相关信息、终止服务提供等处理，而无须征得您的同意。

四、其他

4.1 北京协和医院线上诊疗服务平台不承诺网页上设置的外部链接的准确性和完整性，同时，对于该外部链接指向的不由北京协和医院线上诊疗服务平台实际控制的任何网页上的内容，北京协和医院线上诊疗服务平台不承担任何责任。

4.2 本免责条款中任何约定与中华人民共和国现行法律、法规相抵触，则该条约定按照法律法规重新解释，其他条款依然具有法律效力。我们保留随时更改上述免责及其他条款的权利。

4.3 任何单位或个人未经北京协和医院线上诊疗服务平台书面同意认可，不得以任何方式（包括但不限于转载、引用、链接等）使用本网页内信息内容，如有违反，北京协和医院线上诊疗服务平台有权追究其法律责任。

4.4 由本协议产生的争议，由双方协商解决，协商不成的，任何一方均有权向北京协和医院所在地人民法院提起诉讼。

北京协和医院互联网护理咨询服务技术规范

根据《医疗机构管理条例》《护士条例》《全国护理事业发展规划（2021—2025年）》《关于促进护理服务业改革与发展的指导意见》以及《关于进一步推进"互联网+护理服务"试点工作的政策解读》等文件精神，规范我院互联网护理咨询服务行为，提升互联网护理咨询服务质量，保证患者安全，制定本技术规范。

本技术规范适用于在北京协和医院注册并开展互联网护理咨询服务的护士，用于指导符合互联网护理咨询范围内患者的护理咨询服务行为。

第一条　互联网护理咨询服务护士准入标准

1. 取得《中华人民共和国执业护士证书》，且能在全国护士电子注册系统中查询的北京协和医院注册护士；

2. 热爱护理事业，具备良好职业道德素养；

3. 具有5年以上临床护理工作经验和护师及以上技术职称；

4. 有资格认证专业，取得专科护士证书者优先；

5. 具有慢病管理、老年、母婴等相关专科临床实践与技术技能。

符合以上准入标准的护士自愿报名后，科室推荐进行初审并上报护理部，经护理部评估审核通过后上报医务处备案。

第二条 互联网护理咨询服务对象

在北京协和医院官方App申请进行互联网护理咨询的患者。包括：

1. 既往有北京协和医院就诊经历，有延续性护理服务需求的患者；

2. 既往无北京协和医院就诊经历，明确有护理服务需求的患者。

第三条 互联网护理咨询服务内容

针对患者提出的护理问题给予专业的健康指导，对患者提出的关于自身疾病的非诊疗方面的护理问题给予护理咨询意见，不得出具诊断及用药等超护理咨询范围的相关内容。护理咨询服务主要内容包括：

1. 出院患者延续性护理：如疾病恢复期的饮食调节、用药指导、科学运动、营养摄入等相关咨询。

2. 老年患者居家照护指导：如失禁相关性皮炎，压力性损伤的预防，跌倒风险评估及预防，肠内营养输注、居家管路维护的护理指导。

3. 慢性疾病自我管理：针对高血压、糖尿病、心脑血管疾病等患者提供合理膳食、行为习惯、健康心理等方面的管理咨询；如胰岛素注射、血糖控制等居家护理咨询。

4. 专科护理技能指导：如母婴护理、新生儿护理、经外周静脉置入中心静脉导管（PICC）护理、伤口护理、造口护理等。

5. 围手术期康复护理：如术后康复训练、康复辅助器具使用指导、疼痛评估与指导、淋巴水肿护理等。

6. 专科疾病健康咨询：如健康评估与指导，各类专科检查、化验注意事项等。

7. 安宁缓和医疗护理：为患者及其家属提供舒适护理、关怀照护指导。

第四条　互联网护理咨询服务管理细则

1. 护士在咨询活动中应当依法执业，遵守《护士条例》等相关法律法规，按照核定的执业类别和范围开展互联网护理咨询活动，严格遵守护理工作核心制度，遵循临床护理指南、行业标准等相关要求。同时恪守护理职业道德，不得在工作中谋取不正当利益，扰乱医疗护理秩序。

2. 护士不得通过咨询平台传播国家法律法规禁止的不良信息，不得有诋毁污蔑国家、行业及医院的不良言行。

3. 互联网护理咨询过程中应当遵循医患双方知情同意原则，尊重自主选择权和隐私权。按照北京协和医院互联网医院信息系统管理规定，护理人员应当严格执行信息安全和医疗数据保密的有关法律法规，妥善保管患者信息，不得非法买卖、泄露患者信息。

4. 护士可根据患者实际需求和自身服务能力自主安排预约咨询数量，在医院规定的时间段进行互联网咨询服务。

第五条　互联网护理咨询服务实施细则

1. 护士开展互联网护理咨询服务应遵循准确、及时、客观、真实、专业的原则。

2. 咨询前应当掌握患者的一般资料，对其情况进行初步评估。护理咨询回复可以使用语音、文字等多种形式。内容应根据患者咨询问题，重点突出，简明扼要。语音回复需语言完整、吐字清晰，文字回复应表述准确，语句通顺，标点正确。

3. 在咨询过程中需告知患者护理人员提供的咨询内容为健康指导，并非诊疗方案。如遇到非本专业的问题，可建议或转诊至相关专业进行咨询。

4. 患者提出的互联网护理咨询需在48小时内完成应答。

5. 提供互联网咨询过程中发现患者存在诊疗问题或患者病情变化时，应当立即终止咨询工作，引导患者到实体医疗机构就诊。

6. 同时接诊咨询多名患者时，应注意查对患者信息，确保准确无误。

7. 接诊护士完成护理咨询记录后应仔细核查，确认无误后方可提交。病历数据资料应当全程留痕，确保可查询、可追溯，满足监管需求。

第六条　互联网护理咨询服务评价细则

1. 开展互联网护理咨询服务质量的监测、分析、评价及反馈工作，促进咨询服务质量不断提升。

2. 对咨询护士专业能力进行定期培训及考核，将从信息系统使用、护理专业知识、护理专业素养等方面进行定期督查、结果反馈，不断完善互联网护理咨询管理评价标准。

3. 对护理咨询服务进行过程监管，如咨询护士在咨询过程中使用医学术语的专业性、护理文书书写的规范性、回复的时效性等。

4. 护理人员需主动报告互联网护理咨询过程中的不良事件及安全隐患，护理部会同相关部门共同制定整改和防范措施，落实并持续改进。

5. 定期开展互联网护理咨询质量评价及患者、护士的满意度调查，针对性地提出改进措施并及时整改，同时制订相应的激励机制。

北京协和医院互联网
药学服务技术规范

第一章　总则

第一条　为规范互联网药学服务，提高服务质量，促进合理用药，保障医疗安全，根据《中华人民共和国药品管理法》《医疗机构管理条例》《医疗质量管理办法》《中华人民共和国执业医师法》《医疗机构药事管理规定》《处方管理办法》《医疗机构处方审核规范》《医院处方点评管理规范（试行）》《互联网诊疗管理办法（试行）》《互联网医院管理办法（试行）》和《远程医疗服务管理规范（试行）》等有关法律法规，结合互联网诊疗实际情况，制定本规范。

第二条　本规范所称互联网药学服务，指药学专业技术人员（以下简称药师）为保障患者用药安全、优化患者治疗效果和节约治疗费用，通过互联网等信息技术平台进行的处方审核、药品调剂配送、用药指导、用药咨询等相关内容的药学服务。

第三条　互联网药学服务应在药事管理与药物治疗学委员会指导下进行，由药剂科会同医务处、远程医疗中心负责实施并管理。

第四条 互联网诊疗处方的开具应符合《处方管理办法》及互联网诊疗相关规定，重点包括：

1. 不得对未在北京协和医院线下门诊进行首诊的患者开具处方；

2. 不得开具疫苗、血液制品、麻醉药品、精神药品、医疗用毒性药品、放射性药品、药品类易制毒化学品以及其他用药风险较高、有其他特殊管理规定的药品处方；

3. 抗菌药物、抗肿瘤药物等应按照分级管理制度，由具有相应处方权的医师开具，并符合相关管理要求；

4. 所有在线开具的处方必须有医师和药师的电子签名。

第二章 互联网处方审核技术规范

第五条 本规范中的互联网处方审核是指药师运用专业知识与实践技能，根据相关法律法规、规章制度与技术规范等，对医师在互联网诊疗活动中为患者开具的处方，进行合法性、规范性和适宜性审核，并做出是否同意调配发药决定的药学技术服务。

第六条 依照《医疗机构处方审核规范》（国卫办医发〔2018〕14号），开展互联网处方审核的药师应取得药师及以上专业技术资格证书，具有3年及以上门急诊或病区处方调剂工作经验，且接受过处方审核相应岗位的专业知识培训并考核合格。

第七条 互联网处方审核标准应与线下处方审核一致。处方审核应依据国家食品药品监督管理总局审批的最新版药品说明书、国家药品管理相关法律法规和规范性文件、国家处方集、国家卫生行政部门发布的临床诊疗规范及国家级学会发布的相关诊疗指南、专家共识等循证医学证据。

第八条　处方审核的基本流程

1. 医师按照相应诊疗规范开具处方并完成电子签名后，药师接收待审核处方，对其进行合法性、规范性、适宜性审核。

2. 判定处方合理后，药师应在处方上进行电子签名。

3. 药师判断处方不合理时，需及时联系处方医师，请其确认或重新开具处方。与处方医师沟通时，药师应清晰、明确告知处方不合理的理由，适当时提出合理用药建议。

4. 如处方审核未通过，医师应根据药师审核意见进行处方修改或补充用药理由并重新发送药师审核。

5. 互联网处方必须在药师审核通过并电子签名后，方可收费和调配。未经审核或审核不通过的处方不得生效。

第九条　互联网处方审核内容

1. 应当通过信息化手段确保互联网处方开具符合法规要求。

2. 互联网处方的规范性审核应包括以下内容：

（1）处方的前记、正文和后记完整、准确；

（2）互联网处方中的诊断应使用标准诊断名称，不得使用"购药""感染"等不符合规定的表述；

（3）药品名称应当使用药品监督管理部门批准的通用名，医院制剂应当使用药品监督管理部门正式批准的名称；

（4）药品名称、剂量、规格、用法、用量要准确规范，不得使用"遵医嘱""自用""患者要求"等含糊不清的字句；

（5）中药饮片、中成药的处方书写应当符合《中药处方格式及书写规范》；

（6）每张处方不超过5种药品；

（7）中药饮片单独开具处方。

3. 互联网处方的适宜性审核应包括以下内容：

（1）处方中的诊断与药品的适应证或临床应用是否一致。

（2）必须做皮试的药品，是否注明过敏试验及结果判定。

（3）药品的给药剂量、给药频次是否正确。

（4）处方的给药途径是否适宜。

（5）药物之间是否存在可造成严重后果的相互作用。

（6）是否存在重复给药。

（7）药物之间是否存在配伍禁忌。

（8）患者是否有用药禁忌：老年人、孕妇及哺乳期妇女、脏器功能不全等特殊人群的禁忌证；患者因食物、药物过敏史的禁忌证；患者疾病的禁忌证和性别的禁忌证。

（9）是否有其他用药不适宜的情况。

第十条　互联网处方审核风险防范

1. 系统记录留存处方审核信息，保存期限至少为1年，确保可追溯性。

2. 通过合理用药软件或信息系统设置等方式拦截具有严重不良后果风险的处方；同时要求对软件的专业性和时效性做好质量评估，确保处方审核的准确性。

3. 严格执行信息安全和医疗数据保密制度的相关法律法规，妥善保管患者信息，注意保护患者隐私，不得非法买卖、泄露患者信息和医疗数据。如发生医疗数据和患者信息泄露，需立即采取有效措施，并及时向卫生健康行政部门上报。

第三章　药品调剂配送技术规范

第十一条　本规范中的互联网药品调剂配送是指通过互联网开具并审核合格的处方在北京协和医院门诊药房调配、委托第三方药品配送企业到达患者家中的业务。

第十二条　开展处方调配服务的药师须取得处方调剂资格，经过相关法律法规及医疗服务政策培训，熟悉规章制度、岗位职责、服务流程和规范以及应急预案，知晓可能存在的风险并掌握相应处理措施。

第十三条　药品配送到家服务流程

1．调配处方

（1）调配药师打印处方及药品配送明细单。

（2）调配药师根据处方或药品配送明细单进行药品调配。调配时应注意核对药品名称、规格、包装量、剂型等信息。

（3）调配完成后将药品整齐排放在预配容器内。

（4）调配药师在调配完毕后应在处方或药品配送明细单上签字或盖章。

2．确认处方

（1）发药药师通过患者的就医ID号、身份证号或物流配送码等信息在信息系统中调出患者处方；

（2）再次核对患者信息及药品信息，确认无误后在信息系统中确认发药并在处方和药品配送明细单上签字或盖章。

3．药品交接

药品交接环节需设置监控视频，发药药师与物流人员应在摄像头可监控的范围内对处方、药品配送明细单、调配好的药品、收费票据等进行交接，按照处方或药品配送明细单再次核对患者姓名、药品名称及数量，核对无误后双方在药品配送交接单上签字或盖章；交接单由药剂科留档备查。

4. 配送信息传递

（1）互联网处方系统通过信息接口与第三方药品配送企业的信息系统相连接，患者在手机App中填写药品接收人信息、联系电话及药品接收详细地址；患者再次确认信息无误后提交至互联网处方系统，继而传递给配送物流公司信息系统。

（2）物流信息系统按照一个患者一个包装一个物流单号的原则，生成物流单号。医院互联网处方系统通过信息接口自动抓取物流信息并显示在系统中，供医院及患者查询及追踪。物流人员打印配送单后粘贴在药品包装箱上。

（3）药品配送过程需完善物流示踪、信息回传和反馈，保障医院、配送物流公司和患者实时查询药品配送每个节点的状态，保证全程可追溯性。

5. 药品包装

（1）在药品打包前，发药药师与物流人员应共同检查所有药品的性状、有效期和外包装的完好性，保障药品质量，并应确保每种药品都附有独立说明书。

（2）按照一个患者一个包装的原则整体包装，不得与其他患者的药品混放。

（3）要求包装严密，保证抗压、防震、防水、无泄漏破损等情况；对易碎、易漏药品应进行独立加固包装，防止药品破损，污染其他药品；对标签裸露的药品应增加外包装，防止药品标签内容被磨损，影响患者安全用药。

（4）根据药品储存要求，常温储存药品可使用普通包装箱包装，箱内采用气垫膜或充气缓冲垫等对空隙处进行填充，避免药品在配送过程中剧烈震荡；胰岛素等需冷藏或冷冻储存药品应使用加装冰袋的泡沫箱或冷藏箱进行包装并对箱体内空隙处进行填充（需先对药品进行适当包装后再放入有冰袋等蓄冷剂的包装箱，不得直接接触冰袋等蓄冷剂，防止对药品质量造成影响）。

6. 运输及储存

（1）应保障运输过程中包装箱的密封密闭性，防止出现破损和污染等问题。

（2）应保证运输和储存过程各环节的环境均符合药品说明书规定的条件。

（3）确保运输和储存温度在药品说明书标明的储存温度范围内；对于胰岛素等需冷链运输的药品，应使用具有冷藏功能的冷藏箱或其他方法，确保药品在2~8℃或说明书规定的条件下运输；运输过程的温控记录应做到可溯源、可存档。

（4）运输公司应具备相应的存储条件，应对邮件采取分区、遮光、通风、防潮、防虫、防鼠等措施。

7. 药品签收

（1）患者或其指定人员接收药品时，物流人员需向其交接药品、处方及单据，并共同核对患者姓名、药品名称、数量，同时检查药品包装是否完整、无异常。

（2）物流人员应当提示收件人当面开箱检验收货，同时检查药品包装是否完整、无异常，如出现药品破损、药品遗失或漏寄错寄等异常情况，物流人员应拍照或录像，与患者协商解决并写清事件经过，双方签字确认；后期依据留档影像资料进行责任界定。

（3）患者或其指定人员验收后在药品签收单上签字确认，物流人员带回存档备查。

8. 药品配送确认

（1）物流公司将药品配送至患者或指定人员，通过短信认证确认患者或指定人员身份，核对无误并签字确认后，相关信息反馈至医院的互联网处方系统，提示药品配送已完成。医院接收到反馈信息，可在系统中对患者或指定人员进行提示并再次确认药品配送已完成；患者或指定人员可对此次互联网药品配送到家服务进行评价和反馈。

（2）如遇药品质量问题，由客服部门及时反馈处理，后期依据留档影像资料进行责任界定；必要时可提交法务部门进行处理。

第十四条　药品配送到家服务风险管理

1. 第三方药品配送企业必须具备合法经营资质。医院履行监督管理职责，明晰双方权责。

2. 药品调配和发药、配送交接等工作环节应全流程设置视频监控，监控视频记录至少保留3个月，以备追溯。交接环节需由交接双方签章并留存信息；药品配送需完善物流示踪、信息回传和反馈，保障药品运输每个节点的信息可供医疗机构、配送公司和患者实时查询，并落实每个节点的相关责任人。

3. 确保药品质量，保证每种药品均附有独立说明书；核对药品性状、有效期和外包装的完好性；符合药品说明书规定的储存和运输条件，保障药品质量和包装完好性；如有药品质量问题，需明确问题责任方，及时做出相应处理，必要时可提交相关法务部门处理。

第四章　互联网用药指导服务技术规范

第十五条　本规范中的互联网用药指导是指药师运用医疗、药学等相关知识与技能，将所调剂药品的用法用量、注意事项、不良反应、相互作用等信息，借助互联网等信息技术明确地告知患者，确保患者正确执行医嘱、发挥药物的最佳治疗效应、提高用药依从性及避免或减少药物不良反应的专业行为。

第十六条　承担互联网用药指导工作的药学专业技术人员应具有药师及以上专业技术资格证书，并接受过用药指导相应岗位的专业知识培训并考核合格。

第十七条　用药指导的内容应包括但不限于以下几方面内容：

1. 药品基本信息：药品名称、用途、剂型、剂量规格信息；

2. 药品的用法用量、用药时间和疗程；

3. 缓控释等特殊剂型使用须知及特殊装置的使用方法；

4. 药品的禁忌证及何种患者或在何种情况下应慎用；

5. 用药期间的注意事项：可能出现的常见和严重不良反应的表现及相应处理措施（包括何种情况下需要停药或就医）、漏服药物和过量服药的处理方法；

6. 常见药物相互作用信息：包括药物与药物之间常见或严重的相互作用、与食品及保健品之间影响疗效和安全性的相互作用及相应处理方法；

7. 特殊人群用药信息：老人、儿童、妊娠期及哺乳期妇女、肝肾功能不全患者用药须知；

8. 药品的储存方法：药品储存适宜的环境（温度、湿度及光照）并提示患者用药前检查药品的外观和有效期；

9. 中药饮片用药指导应包括煎药指导和服药指导；煎药指导涉及如何加水浸泡、浸泡时间、煎药次数、文武火煎煮、先煎后下等特殊煎煮方式；服药指导涉及服用的剂量和频次以及服用方式和时间等。

10. 帮助患者制定合理的用药时间表，并逐步实现互联网智能化用药提醒。

第十八条　用药指导的依据

1. 用药指导的内容应基于医师制定的治疗方案。提供用药指导前，药师应明确患者的诊断、治疗过程和用药史等信息，了解医师制定治疗方案的基本意图，并判断医嘱的合理性。如对上述问题存疑，应与医师及时沟通后，方可制定用药指导材料。

2. 经国家食品药品监督管理总局审批的最新版药品说明书、经药师遵循《医疗机构处方审核规范》等有关技术规范审核的合理处方或医嘱是制定用药指导内容的基本依据。国家卫生行政部门发布的诊疗规范及国家级学会发布的相关诊疗指南、专家共识等循证医学证据是制定用药指导内容的重要参考信息。

第十九条　用药指导编写规范

1. 用药指导一般应按照药品基本信息、用药前须知、用法用量、用药期间注意事项的顺序进行编写。

2. 药品名称应使用药品通用名；为区分相同成分药品，也可额外标注商品名。

3. 用药频次：应明确注明具体的间隔时间，如每8小时一次等。对服用时间有具体要求的（如"空腹""餐前""餐时""餐后"及"睡前"等）药物应标注具体的服药时段并做出解释。

4. 单次剂量：口服固体制剂除标注具体单次剂量（如每次10mg）外，还应根据所服药品的剂量规格明确换算为每次几片、几粒等；瓶装口服液体制剂还应指导患者如何正确量取剂量。

5. 部分不可掰开或嚼碎服用的缓控释制剂或其他特殊情况应在用药指导中用醒目的字体提示患者。

6. 同时服用多种药品的患者，还应注意药物间药动学与药效学相互影响。应通过用药指导材料告知患者采用错开时间用药的方法避免不良影响。如益生菌制剂与抗菌药物应间隔2小时或更长时间服用。

7. 外用、皮下注射药物或特殊给药装置应使用通俗易懂的文字或配以图片。推荐采用视频演示的方式向患者说明正确的使用方法。

第二十条　用药指导风险防范

1. 依据的信息必须准确可靠；

2. 用药指导材料应通俗易懂，避免使用生硬晦涩的专业词语；

3. 为患者提供的用药指导材料应存档并可追溯；

4. 注意保护患者隐私。

第五章　互联网用药咨询技术规范

第二十一条　本规范中的互联网用药咨询是指由药师通过互联网等信息技术平台为患者、患者家属、医务人员和公众等提供药物信息、合理用药指导、解决药物相关问题等服务。

第二十二条　开展互联网用药咨询的药师应具有主管药师及以上专业技术资格证书，并掌握以下知识与技能：

1. 常用药品的名称、规格、用法用量、适应证、禁忌证、药理作用、药物–药物及药物–食物相互作用、主要不良反应及注意事项；

2. 药品不良反应的识别及处理；

3. 特殊剂型药品的使用；

4. 常见慢病药物治疗管理能力；

5. 常用医药工具书、数据库和软件等的信息检索方法；

6. 相关药事管理与法规知识、医学人文知识及沟通技巧。

第二十三条　互联网用药咨询的实施

1. 药剂科为开展互联网用药咨询服务的药师进行排班。原则上，药师应在规定时间内完成药学咨询服务；对于复杂、特殊问题，可在征得咨询者同意的情况下，择日解答。

2. 用药咨询问题可包括药品名称、药物选择、用法用量、适应证和禁忌证、用药注意事项、药物相互作用、哺乳期及妊娠期用药、剂量调整、药品不良反应识别及处置、特殊剂型使用指导、药品贮存方法以及运输、携带等方面的信息、用药教育、健康管理等。

3. 药师咨询服务步骤：

（1）了解咨询者的一般资料和问题的背景信息；

（2）对问题进行确认并归类；

（3）确定解答方法，必要时查阅文献；

（4）对文献进行评价、分析和整理，形成答案并告知咨询者；

（5）建立咨询随访记录。

第二十四条　药师宜结合患者相关病史、用药情况及检验检查等多方面资料，综合分析判断，基于循证医学的原则，严谨、客观、公正、详尽、有针对性地解答，确保答复内容的科学性、准确性、可操作性。回复依据应参考证据级别较高的信息资料，包括：药品说明书、权威专著及工具书、国家卫生行政部门发布的临床诊疗规范和指南、临床路径等。

1. 药品名称、用法用量、适应证和禁忌证、特殊剂型使用指导、药品贮存及运输携带相关咨询可参考患者电子处方记录、药品说明书、国家处方集、《中华人民共和国药典临床用药须知》《新编药物学》等；

2. 药物选择、健康管理相关咨询可参考国家卫生行政部门发布的临床诊疗规范和指南、临床路径、常用医药数据库（Micromedex、Uptodate等）；

3. 用药注意事项、药物相互作用、哺乳期及妊娠期用药、剂量调整、药品不良反应识别及处置、用药教育相关咨询可参考药品说明书、国家处方集、《中华人民共和国药典临床用药须知》《新编药物学》、常用医药数据库（Micromedex、Uptodate等）等。

第二十五条　咨询过程中应使用通俗易懂的语言，注意沟通技巧，避免引起纠纷。

第二十六条　若患者咨询内容超出药学专业范畴时，应终止互联网用药咨询活动，引导患者咨询专科医师或到实体医疗机构就诊；药师应拒绝提供以自我伤害及危害他人为目的用药咨询；药师不应推荐处方药以及非处方药物的超说明书用法。

第二十七条　药学咨询结束后，应对相关信息进行记录，记录内容可包括患者病案号、姓名、性别、年龄、咨询问题、解答内容等。

第二十八条　互联网用药咨询风险防范

1. 药师应明确患者的真实诉求并二次确认，评估患者的基本情况，判断患者是否适合互联网用药咨询或诊疗，如患者是首诊、病情过于复杂、开具药品需线下指导使用等情况，应建议患者选择线下诊疗服务。

2. 药师需在专业范围内提供科学、准确、有效的药学服务，如患者病情过于复杂，或患者情况超出专业范畴，可建议患者申请转诊。

3. 药师需分析和评估患者问题，避免无科学依据的判断、假设和解释。

4. 基于最新的循证医学信息，确保提供的药学建议有证可循，有据可依，具备科学严谨性。应客观公正详尽地为患者解疑，提供清晰、具体、实用并具有可执行性的药学建议，保障用药咨询服务质量。

5. 当药师意见或建议与医生提供的诊疗方案相悖时，应建议患者与医生进一步沟通明确诊疗方案。

6. 药师避免对患者的病情给予诊断，尽量避免推荐超说明书用法。

7. 药师应拒绝提供以自我伤害或危害他人为目的的用药咨询，发现相关信号时应进行安全预警上报。

8. 对于选择凭处方自行购药的患者，不得以任何形式向患者推荐药店或提供指向性信息。

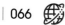

北京协和医院互联网诊疗病历书写规范

第一章　基本要求

　　第一条　为规范北京协和医院临床医师互联网诊疗线上病历书写行为，提高病历质量，保证互联网诊疗质量和医疗安全，根据《医疗机构病历管理规定（2013年版）》《病历书写基本规范》《互联网诊疗管理办法（试行）》等有关规定，结合当前医院互联网诊疗管理和医疗质量管理面临的新形势和新特点，制定本规范。

　　第二条　本规范适用于符合互联网诊疗范围内的线上病历书写。

　　第三条　北京协和医院互联网诊疗线上病历（以下简称"线上病历"）是指医务人员在进行互联网诊疗活动过程中产生的文字、符号、图表、图形、数字、影像等数字化信息，并能实现存储、管理、传输和重现的医疗记录，是病历的一种形式。

　　第四条　线上病历书写应当遵循客观、真实、准确、及时、完整的原则，按规范要求书写。

　　1. 应当使用中文和医学术语，要求表述准确，语句通顺，标点正确；通用的外文缩写和无正式中文译名的症状、体征、疾病名称等可以使用外文。

2. 记录日期应当使用阿拉伯数字，记录时间应当采用24小
　　时制。

第五条　线上病历系统应当具有严格的复制管理功能，同一
患者信息可以复制，复制内容必须核对，必要时应提炼修改，不
同患者的信息不得复制。

第六条　系统应能具备自动引用患者病史采集界面信息以及
其他智能化引用功能，引用内容及模板经医院主管部门（病案
科、门诊部、远程医疗中心）审核后方可开发、使用。

第二章　线上病历书写内容及要求

第七条　线上病历记录属于复诊病历记录，书写内容具体包
括就诊时间、科别、主诉、现病史、既往史、必要的辅助检查结
果、诊断、治疗处理意见和医师电子签名等。

第八条　主诉书写应重点突出，简明扼要。

1. 同科室就诊、诊断明确且无明显病情变化者，可根据患
　　者具体情况和就诊目的，在主诉位置书写："某疾病名称/
　　某手术后/某操作后"±"时间"+"复诊"±"复诊目
　　的（开药/看结果等）"。

2. 不同科室就诊或病情存在明显变化者，应在主诉中对患
　　者本次就诊的主要症状、体征、部位及持续时间进行简
　　单扼要的概括。

第九条　现病史书写要求

1. 已经明确诊断的患者现病史重点记录上次诊疗后的病情

变化情况、药物使用和其他治疗效果，有无药物不良反应，有无新的症状出现。如病情稳定，与前次症状、体征相同者可用"病史同前"表述。线上复诊开药患者现病史可描述为"患者病史同前，使用某药物治疗，病情稳定无变化，常规开药"。

2. 对于未确诊患者的病历，应补充必要的鉴别诊断资料。

第十条　既往史记录重要的或与本病诊断相关的既往病史，记录过敏史及其它重要的个人史、生育史、家族史。如对之前门诊病历中的既往史内容无特殊补充，可书写为"同前"。

第十一条　辅助检查抄录诊断、鉴别诊断、诊疗相关的重要化验及影像学检查结果，注明医院名称、检查日期。若无相应结果补充，则可填写"无"。系统应支持医师选择重要辅助检查照片或截图予以保存，以作为给出诊断、处理意见的依据。

第十二条　诊断应明确规范的写出患者此次诊断名称，已明确的临床病理分型也要写出。未明确诊断时应写待查，并在待查下面写出考虑可能性大的诊断。

第十三条　治疗处理意见书写要求

1. 与初诊基本相同，应仔细记录所开各种化验及影像学检查项目、所采取的各种治疗措施，与患者交代的重要注意事项。

2. 处理措施合理，符合诊疗原则和指南要求。

3. 对用药或剂量更改应重点注明，对剂量、用法不变的药物或其他处理措施可用"用药同前"或"其他同前"表述。

4. 当患者出现病情变化需要医务人员亲自诊查时，医疗机构及其医务人员应当立即终止互联网诊疗活动，并在处理意见中记录"因病情需要，建议患者线下就诊"（如明确，可列出就诊科室），引导患者到实体医疗机构就诊。

第十四条　线上病历中涉及处方内容时，要求同处方管理规定，需使用通用名，注明用法用量，病历记录应与医嘱相一致。

第十五条　接诊医师完成线上病历记录后应仔细核查，确认无误后进行电子签名并提交。

第十六条　若患者未打印病历，就诊24小时内允许医师补写或修改线上病历。患者已打印病历或就诊24小时后，原则上不得再修改线上病历。特殊情况需要修改或更正线上病历内容时，可采取补充说明的方式完善线上记录。

第三章　线上病历书写质量评价

第十七条　在远程医疗中心、医务处、门诊部的领导下，病案科具体落实互联网线上病历质量管理工作。组织人员对线上病历质量进行定期抽查、评估，并向上级主管部门、临床科室进行反馈，质控结果与绩效考核挂钩。

第十八条　线上病历质控评价时在以下几方面设置单项否决项，具体包括主诉缺失、现病史缺失、诊断缺失、处理记录缺失、电子签名缺失。触发任意一个单项否决项，则总评为"差"。

第十九条　严格病历管理，不断完善线上病历质量管理体系及检查标准，围绕病历质控，持之以恒开展定期检查、结果反馈和绩效考核，持续促进线上病历质量提升。

北京协和医院互联网医院信息化建设技术规范

第一章　互联网医院应用功能的建设与规范

第一条　互联网医院的功能需求与实现方式

1. 开展互联网诊疗活动，应当满足医患之间能够通过图像、声音、文字进行沟通，确保图像清晰，音视频实时传输。

2. 互联网诊疗活动是针对复诊患者进行，系统设计中应实现患者复诊身份的自动判断，以及患者实名制身份的控制，严格进行患者准入控制，6岁及以上复诊患者可在互联网诊疗进行直接挂号就诊，6岁以下儿童通过互联网就诊时，应当确认患儿是否有监护人和相关专业医师陪伴（图2-5）。

3. 互联网诊疗活动应实现医保患者互联网诊疗就诊医事服务费在线实时结算功能。

4. 医师开展互联网诊疗活动应当严格遵守《医疗机构病历管理规定》《电子病历基本规范（试行）》和《处方管理办法》等管理规定。医师在线开具的医嘱和电子病历必须有医师电子签名。

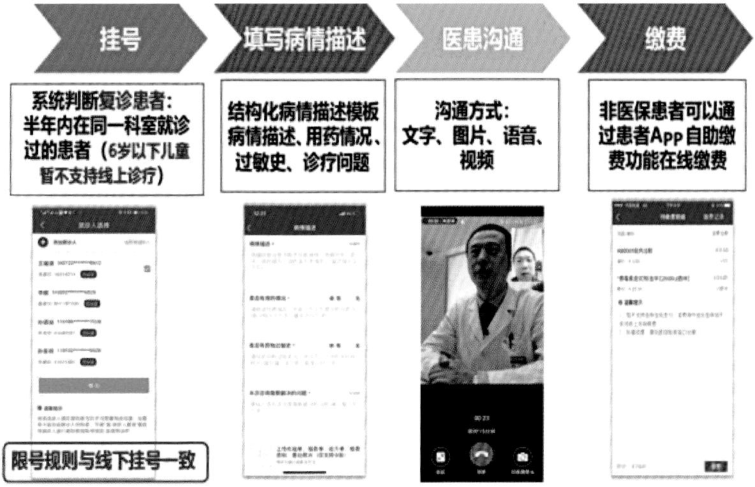

图2-5　互联网诊疗功能实现说明

5. 医师开展互联网诊疗活动时，在系统设计中应限制医师无法开出麻醉药品、精神药品等特殊管理药品的处方。

6. 互联网诊疗中医师开具的处方，药师需审核并完成电子签名方可生效，患者才可进行缴费。患者完成互联网诊疗就诊后，医院可按药品实际情况，对于可支持配送的药品，为患者提供药品配送上门服务，药品配送服务需确保收货手机号正确，物流信息全程可追踪。

7. 互联网诊疗应提供医生诊前、诊后退诊的功能，允许医师根据患者实际病情变化选择接诊或拒诊（图2-6）。

8. 互联网诊疗完成接诊后，医师可根据患者病情情况，召回患者，再次开启诊疗沟通。

第二条　互联网医院评价管理与规范

1. 评价体系建设应以持续改进医疗服务质量为目的，向患

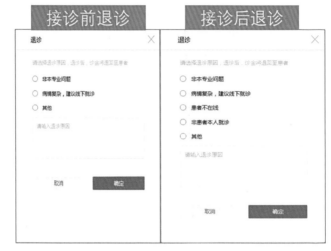

图2-6　互联网诊疗医生端接诊前后的退诊功能

者提供具有客观性和适用性的群众满意度评价表。

2. 评价管理包括医生对患者的评价和患者对医生的评价，并对外展示患者对医生的评价结果。

3. 管理部门对患者评价数据进行定期数据统计、数据分析、数据评估和结果反馈，以达到对互联网诊疗全程的监控管理和质量控制。

第三条　互联网医院数据上传管理与规范

1. 建立互联网诊疗标准数据采集接口，方便上级管理部门通过对互联网诊疗的诊疗信息以及医疗资源等信息的实时采集，实现互联网医疗服务有关数据的展现、监测和统计报表，实现对互联网医疗服务的实时监管。

2. 接入互联网诊疗数据监管平台，推荐首选政务网，对于没有上述条件的机构，可通过"互联网+VPN"的方式接入。

3. 数据上传程序应实现"当一次互联网诊疗结束时，将诊疗数据通过调用接口实时上传至监管平台"的功能。"互联网诊疗结束"定义为患者完成缴费操作后24小时内上传。

4. 数据上传的程序开发应满足监管部门的要求，根据监管指标项的要求、指标字节长度和格式要求等必填项必须进行上传，不可缺项少项，数据字典库对照准确。

第二章　互联网医院机房建设与规范

互联网医院机房建设应不低于《GB50174-2017数据中心设计规范》数据中心机房标准、应符合《GB/T 22239-2019网络安全等级保护基本要求》第三级安全要求中安全物理环境要求。

第四条　机房场地环境要求

1. 信息系统硬件承载机房必须具备防尘、防潮、防雷、抗静电、阻燃、绝缘、隔热、降噪音等物理环境，防盗设施齐全，应避开强磁场的干扰，应选择设在建筑物的中间层，方便管理和布线。避免设在最高层、地下室和用水设备下层。

2. 数据中心为集中放置的电子信息设备提供运行环境的建筑场所，可以是一栋或几栋建筑，也可以是一栋建筑的一部分，包括：主机房、辅助区、支持区和行政管理区。北京协和医院数据中心机房按照功能区域划分了主机房区、辅助支持区和行政管理区（图2-7）。

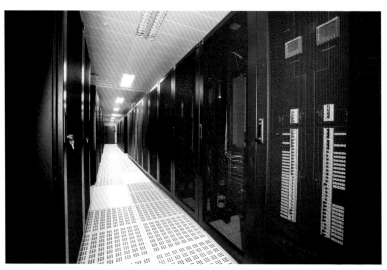

图2-7 北京协和医院中心机房

3. 数据中心机房根据《GB51039-2014综合医院建筑设计规范》，医院信息系统的规模依赖于医院的规模与工作量，床位数800以上，网络信息点1200以上，数据中心面积应大于400平方米。北京协和医院数据中心机房总体使用面积约1200平方米。根据协和医院信息系统发展的实际需求，该机房可支持医院信息化未来15年以上的发展需求。

第五条 机房供配电系统要求

1. 数据中心用电负荷等级及供电要求应根据数据中心建设等级按照现行国家标准《GB50052-2009供配电系统设计规范》要求执行。存放服务器的机房应当具备双路供电或紧急发电设施。

2. 北京协和医院数据中心机房供电系统设计要求为：无单点故障、高容错性，可在不影响IT负载运行的情况下进行在线维护，系统具备防雷、防火、防水功能。

3. 数据中心机房不间断电源系统包括交流和直流系统。为保证电源质量，电子信息设备宜由UPS供电，当市电电源质量能够满足电子信息设备的使用要求时，也可由市电直接供电。

4. 数据中心机房电子信息设备配电宜采用配电列头柜或专用配电母线。北京协和医院数据中心机房标准服务器机柜和网络机柜按每台2路220V、32A配电，每路配电均采用阻燃屏蔽电力电缆，末端采用220V、32A工业连接器（图2-8）。

5. 数据中心机房内采用不间断电源系统供电的空调设备和电子设备不应由同一组不间断电源系统供电。北京协和医院数据中心动力供电分别取自地下一层市电总配电柜

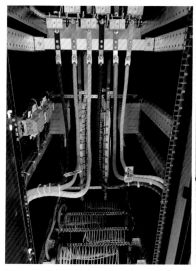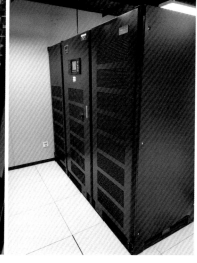

图2-8 强电列头柜与UPS主机

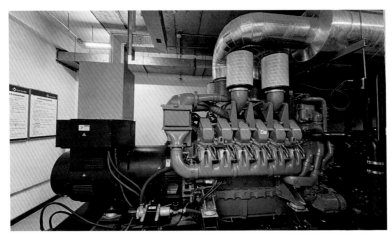

图2-9 柴油发动机

和柴油发电机电源，两路供电分别为UPS配电室、IT设备机房提供一路市电动力电源和一路柴油机电源供电（图2-9）。

6. 数据中心内采用不间断电源系统供电的空调设备主要有控制系统、空调末端风机、新风机组等。北京协和医院数据中心机房新风机、排风机设备电源均由安装在强电配电井内的专用配电盘提供电源。

第六条 机房空调、新排风系统要求

1. 数据中心机房空气调节系统设计应根据数据中心的等级，采用合理可行的制冷系统，对数据中心的可靠性和节能具有重要意义。

2. 参考工信部、机关事务管理局、国家能源局《关于加强绿色数据中心建设的指导意见》要求，电能使用效率值（PUE）原则上不大于1.4。

3. 北京协和医院运行机房设计达到恒温、恒湿的基本运行条件，机房温度不高于保持在23±1℃，相对湿度应保持在40%~55%，同时配置温湿度监控报警系统。

4. 数据中心设备的散热量，应以设备实际用电量为准。空调系统冷负荷的计量依据主要是服务器等电子信息设备的散热。北京协和医院数据中心机房空调系统的配置是根据设备发热量、外界辐射热量、新风热损耗量及人员、照明发热量四种主要的热负荷进行冷量核算。

5. 互联网医院数据中心专用空调的配置既满足了现有设备的要求，还考虑到未来扩容的需求。四个独立机房分区的空调均进行了N+1冗余配置（图2-10）。

第七条　机房接地与防雷系统要求

1. 进行机房防雷和接地设计时，应符合现行国家标准《GB50057建筑物防雷设计规范》和《GB50343建筑物

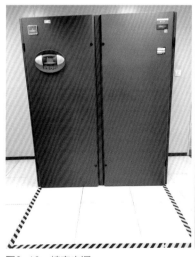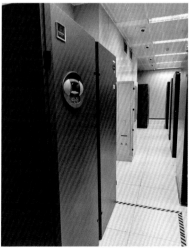

图2-10　精密空调

电子信息系统防雷技术规范》的有关规定。北京协和医院数据中心机房接地系统包括：交流地、计算机接地系统、保护地、静电地四个系统。

2. 北京协和医院数据中心电源供电系统进行三级防雷设计，由大楼总配电室提供第一级防护；机房总电源供电系统的UPS输入配电柜内加装B级防雷保护器提供二级防护；在每个物理机房现场配电柜加装C级防雷保护器提供第三级防护（图2-11）。

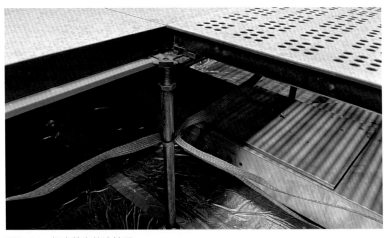

图2-11　机房等电位连接网

第八条　机房安全防范系统要求

1. 北京协和医院数据中心建筑是具有高风险、高防护要求的重点区域，不仅要对外部人员进行安全防范，而且要对内部人员加强管理。本系统设计参考了《GB50348-2004安全防范工程技术规范》的相关规范。

2. 北京协和医院数据中心机房出入口可通过感应卡或密码

识别持卡人身份，可自动记录运维人员进出机房的时间和持卡人身份等信息。

3. 北京协和医院运行机房安装网络监控摄像头，可以实时记录机房内部情况，并满足监控数据6个月保存要求。

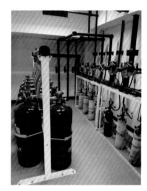

图2-12　七氟丙烷气体灭火系统

4. 北京协和医院数据中心机房配置有管网式七氟丙烷气体灭火系统（图2-12），消防信号接入大楼中控室。信息系统机房内部指定位置就近配备应急照明设备和气体灭火器（严禁使用干粉和泡沫灭火剂）。

第三章　互联网医院网络建设与规范

第九条　总体目标

基于医院目前网络现状和未来业务发展的要求，在医院网络设计构建中，应始终坚持以下建网原则：

1. 网络系统的稳定可靠是应用系统正常运行的关键保证，在网络设计中选用高可靠性网络产品，合理设计网络架构，制订可靠的网络备份策略，保证网络具有故障自愈的能力，最大限度地支持医院各业务系统的正常运行。

2. 医院网络性能是医院整个网络良好运行的基础，设计中必须保障网络及设备的高吞吐能力，保证各种信息（数据、语音、图像）的高质量传输，才能使网络不成为医

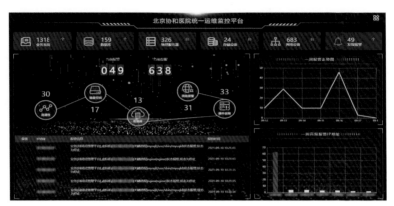

图2-13　运维监控图

院业务开展的瓶颈。

3. 对网络实行集中监测、分权管理，并统一分配带宽资源。选用先进的网络管理平台，具有对设备、端口等的管理、流量统计分析功能以及可提供故障自动报警（图2-13）。

第十条　网络系统的整体架构

1. 网络总体采用核心层、汇聚层、接入层三层网结构，采用骨干链路带宽为万兆，接入带宽为千兆的设计方式（图2-14）。

2. 网络设备具有高性能和高效性：对于需要经常进行视频通信的终端，应在网络设备上配置带宽保障，必要时建设视频专网；网络设备采取冗余架构，多链路互联，保障设备负载均衡，以保证网络安全、稳定的运行。

3. 根据业务需要，数据中心分多个安全区域管理，互联网诊疗业务，接入外联区，通过专线连接公有云。

第十一条　互联网出口专线接入规范

1. 根据互联网诊疗业务应用需求，每个医生终端保障带宽

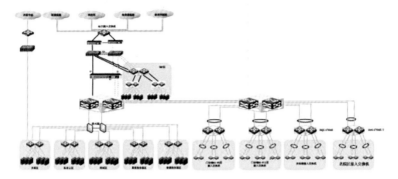

图2-14　网络架构示意图

不少于2Mbps，总出口带宽不少于10Mbps，并根据业务需要计算互联网诊疗业务并发带宽流量。

2. 医院公用互联网出口采用多家运营商互联网专线，并重点关注运营商带宽使用情况，有条件可以通过上网行为管理设备重点保障医生诊疗终端联网带宽，保障互联网诊疗业务连续性。

第十二条　云专线接入规范

互联网诊疗云专线主要应用于医院数据中心接口服务器与公有云业务服务器通讯。

1. 根据互联网诊疗业务应用需求，医疗数据接口服务器部署在外联区，通过2家不同运营商连接到公有云，专线带宽根据业务流量合理评估。

2. 依据国家、北京市和北京协和医院有关规定和标准，落实相关管理制度和技术防护措施。对接入专线，专线主管部门需对专线连通性实时监控，发现专线中断，及时处理，并通知相关业务负责人和网络负责人。

第四章　服务器存储建设与规范

　　用于互联网医院运行的服务器不少于2套，数据库服务器与应用系统服务器需划分，存储医疗数据的服务器不得存放在境外。

第十三条　高可用性要求规范

1. 数据库主备：外网的云数据库作为数据交换临时保存交换数据，且保存非患者敏感信息的公共数据和基础字典，并确保2台及以上数据库搭建主备高可用。

2. 宿主机冗余：在服务器层面，使用分布式集群方式，利用物理空间等进行隔离冗余。

3. 负载均衡：将工作任务平衡到多台资源上运行，使用多台资源协同完成工作任务，加强网络设备及服务器的带宽，网络数据处理能力，增强吞吐量，提高网络的可用性和灵活性。

4. 数据存储高可用：指定每日对云盘数据进行备份，保存30天并存放在不同区域内（图2-15）。

第十四条　虚拟化软件要求

1. 管理主机支持自身具备可靠性和备份能力。

2. 虚拟化平台软件不依赖任何操作系统。

3. 应支持多虚拟机管理与配置。

4. 应支持不同虚拟机之间资源逻辑隔离。

5. 应支持虚拟机CPU、内存的配置动态调整。

6. 应支持计算资源池化，提供可动态调整的CPU、内存、I/O设备等资源。

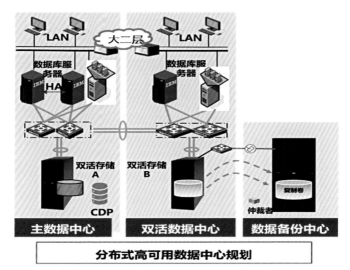

图2-15　分布式高可用数据中心规划示意图

第十五条　存储系统要求

1. 应支持分布式存储架构，利用多个服务器的本地硬盘实现集中存储功能。

2. 应支持高可扩展性，支持数据的存储和读写。

3. 应支持故障自动侦测、故障隔离和数据迁移，避免单点故障风险。

4. 应具备可靠的数据存储保护能力。

5. 应支持存储系统在线扩容和自动数据平衡。

6. 应支持存储服务器、磁盘阵列等存储资源。

7. 应支持存储容量按需扩容。

8. 应支持屏蔽相同架构类型下不同硬件的实现差异。

9. 应为上层应用提供存储资源的抽象，包括但不限于块存储、文件存储等。

10. 应提供块存储接口、文件存储接口和对象存储接口等存储系统与外部的接口。

11. 支持高速可靠的数据传输。

12. 应支持存储资源灵活调配的功能。

13. 应支持按存储资源类型实现资源池的分类管理和调度。

14. 应支持通过精简配置等功能提升存储资源利用率。

15. 应支持多种存储系统的统一管理。

第十六条 云环境部署要求

1. 北京协和患者App生产业务正在经历传统架构向容器化架构转变的过程，除了传统的弹性云服务器，环境部署依托容器服务平台，提供了高性能容器应用化管理服务。

2. 采用容器化部署应用，更加便捷快速，更加的敏捷，支持生命周期发布管理，运行更高效，覆盖业务场景更广阔。

第十七条 云服务组件选型要求

1. 集群：集群指容器运行所需要的云资源组合，关联了若干服务器节点、负载均衡、专有网络等云资源。

2. 节点：一台服务器已经安装了容器引擎，可以用于部署和管理容器。容器服务平台的Agent程序会被安装到节点上并注册到一个集群上。集群中的节点数量可以伸缩。

3. 节点池：节点池是集群中全都具有相同配置的一组节点，节点池可以包含一个或多个节点。

4. 专有网络虚拟私有云是医院自己享有的云上私有网络。可以由医院自己完全掌控专有网络，例如选择IP地址范围、配置路由表和网关等，可以在医院自己定义的网络中使用各类资源如云服务器、数据库和负载均衡等。

5. 安全组是一种虚拟防火墙，具备状态检测和数据包过滤能力，用于在云端划分安全域。安全组是一个逻辑上的分组，由同一地域内具有相同安全保护需求并相互信任的实例组成。

第十八条　云服务、云主机安全

1. 密码设置：所有弹性云服务器各服务器的用户密码为高复杂度密码，包括大小写字母，数字，和特殊字符的组合，密码长度为10位。

2. 控制网络访问模式：弹性云服务器只有维护服务器和负载均衡服务器具有公网地址，其他服务器只具有内网地址，无法通过公网直接访问。

3. 堡垒机访问控制：通过堡垒机控制服务器访问权限，只有通过堡垒机授权的用户才能登上服务器。

4. 定期检查：各服务器密码定期更改，如果涉及人员变动，将立即全部进行调整。

5. 服务器的镜像备份定期检查。

6. 借助云平台各组件：如安骑士定期检查，启用Web应用防火墙，基础防护等。

第五章　信息安全建设与规范

第十九条　信息安全建设与规范总体安全要求

1. 应提供网络安全等级保护第三级证明材料（含等级保护备案证明和近一年内的等保测评报告，测评范围应涵盖互联网医院业务相关的信息系统或平台）。

2. 应采取必要的数据访问控制和防止数据泄露的技术措施。

3. 应采取必要的技术措施保证互联网医院业务信息数据全程留痕、可追溯、可审计。

第二十条 通信网络要求

1. 北京协和医院互联网诊疗每次核心业务会话，应采用独立不同密钥的加密方式，对业务数据进行加密处理，防止业务数据被窃取或篡改。

2. 北京协和医院互联网诊疗业务通过互联网链路进行数据传输时，应通过密钥、证书等密码手段进行双向认证（图2-16）。

3. 北京协和医院互联网医院业务，配置前置设备实现云端互联，相关业务主机与院内业务系统设置隔离机制，防止外部系统直接对院内业务主机的访问和操作（图2-17）。

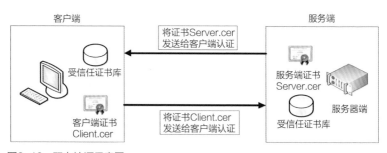

图2-16 双向认证示意图

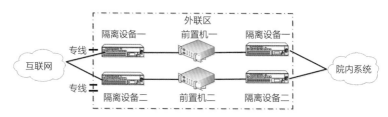

图2-17 互联网医院访问控制

第二十一条　区域边界要求

1. 互联网医院业务系统与其他业务系统边界以白名单方式设置访问控制策略，默认全部拒绝。

2. 应能对远程运维管理的用户进行操作权限设置、访问行为监控、处置、回溯分析和审计。

第二十二条　主机安全要求

1. 应对登录主机的地址进行限制，应安装防病毒和补丁管理软件。

2. 应开启操作系统和数据库系统重要日志记录功能，并将日志发送至第三方设备进行分析存储。

3. 应制定操作系统、中间件、数据库的安全配置基线并进行安全加固。

4. 应定期进行漏洞扫描和风险评估，并根据结果进行整改，留存相关记录文件。

第二十三条　应用安全要求

1. 应加强用户身份鉴别，设置密码复杂度要求，引导用户设置不易猜解的密码，采取技术手段对脆弱密码进行检测；使用符合国家密码管理部门要求的加密算法对密码进行加密保护，在传输和存储过程中不允许出现明文密码。

2. 应具有登录失败处理功能，配置并启用结束会话、限制非法登录次数和登录超时自动退出等措施。

3. 应具备Web应用攻击的检测和处置能力。

4. 应具有安全审计功能，覆盖到每个用户，对重要用户行为和重要安全事件进行审计。

5. 北京协和医院客户端程序采取代码混淆、加壳等安全机制，防止客户端被逆向分析、确保客户端的敏感逻辑及数据的机密性、完整性。

6. 北京协和医院可实现客户端运行环境的安全状况进行检测并向后台系统进行反馈，并将此作为风控策略的依据。

第二十四条　数据安全要求

1. 互联网诊疗程序退出时立即清除非业务功能运行所必须流程的业务数据，保证用户信息的安全性，敏感数据阅后即焚。

2. 北京协和医院患者App挂号等重要数据的处理设置单向访问策略。

3. 应提供重要数据的本地备份和恢复功能，增量数据每天备份一次，完全数据备份每周一次，备份截止场外存放，至少保证以一个月为周期的数据冗余。

4. 应仅采集和保存业务必需的用户个人信息，禁止未授权访问和非法使用个人信息，制订人员培训管理与规范。

第六章　应急预案

第二十五条　应急预案总则

1. 目的

为完善北京协和医院信息化应急预案体系，健全医院网络与信息安全应急工作机制，提高应对网络与信息安全事件的能力，预防和减少网络与信息安全事件造成的损失和危害，针对漏洞利用、网页篡改、网络异常流量、域名劫持、病毒爆发等安全事件制定该预案，其目的主要是进一步规范针对以上安全事件的处理方法和处理程序，提高对此类安全事件的反应速度，最大限度地保障信息系统的正常运行，维护互联网医院信息系统的安全、畅通。

2. 基本原则

（1）防范为主，加强监控。加强对此类信息安全事件的日常监测，发现和防范此类信息安全突发性事件，及时采取有效的可控措施，迅速控制事件影响范围，力争将损失降到最低限度。

（2）以人为本，协同作战。把保障公共利益以及北京协和医院的合法权益的安全作为首要任务，由网络安全与信息化建设领导小组统一领导和协调，督促相关部门协同配合、具体实施，完善应急工作体系和机制，要按照快速反应机制，及时获取充分而准确的信息，跟踪研判，果断决策，迅速处置，最大限度地减少危害和影响。

（3）明确责任，条块结合。按照"谁主管谁负责、谁运营谁负责"以及"条块结合，以条为主"的原则，建立和完善安全责任制及联动工作机制。根据部门职能，各司其职，加强各单位间、部门间、各单位与各部门间的协调与配合，共同履行应急处置工作的管理职责。

（4）加强储备，常备不懈。加强技术储备，规范应急处置措施与操作流程，定期进行预案演练，确保应急预案切实有效，实现信息安全突发事件应急处置的科学化、程序化与规范化。

3. 适用范围

本预案适用于北京协和医院遇到漏洞利用、网页篡改、网络异常流量、域名劫持、病毒爆发等网络攻击事件时的应急响应工作。

4. 启动条件

本预案的启动条件为：漏洞利用、网页篡改、网络异常流量、域名劫持、病毒爆发的现象时启动本预案。

应急联系电话：全院统一7×24小时报障电话：5678；网络组：4377，31454；系统组：4375，31458。

第二十六条　应急响应流程

北京协和医院发生网络安全事件时，立即通知网络信息安全与信息化建设小组和应急处理组针对安全事件展开不同的应急抑制、应急根除以及应急恢复等应急处置工作，对于超出北京协和医院应急响应处理能力的工作，可以请求上级主管单位或者网安部门提供相应的技术支持工作，具体流程如下：

1. 事件发现与上报

任何人员发现网络及业务系统异常后，第一时间通知中心服务台（5678）、值班室（4379），接报警人员初步判定是否与安全事件相关，如有发生安全事件的可能，则通知信息中心网络安全组的安全值班人员。

2. 分析事件类型、严重程度及问题原因

安全值班人员接报后应结合相关技术手段尽快确认安全事件是否真实存在，并根据分析结果进行快速处置。

安全值班人员根据发生事件的严重程度，决定事件上报情况，如果事件达到Ⅱ级（重大安全事件指能够导致严重影响或破坏的信息安全事件，包括以下情况：使特别重要的信息系统遭受严重的系统损失，或使重要的信息系统遭受特别严重的系统损失，产生重大的社会影响），则上报信息中心处长，如达到Ⅰ级（特别重大安全事件指能够导致特别严重影响或破坏的信息安全事件，包括以下情况：使特别重要的信息系统遭受特别严重的系统损失，产生特别重大社会影响），则上报给信息中心处长及信息安全领导小组，并转由信息安全领导小组牵头开展应急处置工作。

3. 组织技术人员现场处置

在信息中心网络安全员的统一协调下，各参与应急处置的技术人员需及时对事件情况进行分析记录，并填写记录表。

对已经受到攻击损害的业务系统，应急小组组长应组织各参与应急处置的技术人员形成统一的处理方案，并征求网络安全员及主管领导的意见后，进行漏洞修复及问题处理工作。直至处理完成后，恢复应用正常使用。

4. 上报事件处理结果

信息中心安全负责人根据事件处理结果，详细填写《网络安全事件处理报告》，并上报主管领导签字确认，并交信息中心综合组，由综合组人员提交信息中心处长签字确认并存档备案。

第二十七条 漏洞利用事件

1. 确认阶段

（1）在网络安全防护设备（WAF、IDS、防火墙等）上发现与漏洞利用相关的特征流量或接到漏洞报告后，及时通知安全值班人员（责任人：值班工程师，30秒内响应）。

（2）安全值班人员确认是否存在该漏洞利用事件（责任人：

安全值班人员，1分钟内响应）。

2. 处理阶段

（1）安全值班人员确认为漏洞利用事件后，启动漏洞事件处理（责任人：安全值班人员，1分钟内响应）。

（2）在安全设备上对攻击者IP进行封禁。

（3）核实漏洞利用事件是否成功，排查漏洞利用带来的危害程度。

（4）核实漏洞是否真实存在。

（5）安排系统或应用组制定漏洞修复方案。

（6）执行漏洞修复、补丁安装或其他解决方案，如发现漏洞无法清除应立即向信息中心领导报告，并迅速联系相应厂商研究解决。

（7）修复漏洞。

3. 事后处理阶段

在完成漏洞修复应急处理后，需要进行事件分析和总结，吸取教训，以便下次出现类似问题时可以快速应对（责任人：应急小组，30～60分钟内完成故障分析和总结）。

第二十八条　网络异常流量

1. 确认阶段

（1）发现异常流量，比如入向流量突增，连接数突增等非正常情况。

（2）确认存在异常流量，判断是哪个节点的流量出现异常（责任人：值班工程师，30秒内响应）。

2. 处理阶段

（1）核心节点异常流量处理方法如下：通知运营商，按协议牵引异常流量，即流量清洗（责任人：信息中心，30分钟内响应）；观测流量，恢复正常（责任人：应急小组，30~60分钟内响应）。

（2）个别地址攻击处理方法如下：根据IDS事件追踪，在ACL中拒绝恶意源地址（责任人：应急小组，10分钟内响应）；观测流量，恢复正常（责任人：应急小组，30~60分钟内响应）。

3. 事后处理阶段

在完成异常应急处理后，需要进行故障分析和总结，吸取教训，以便下次出现同样的问题时可以及时处理（责任人：应急小组，30~60分钟内完成故障分析和总结）。

第二十九条　域名劫持

1. 确认阶段

（1）接到域名劫持通告，及时通知安全值班人员（责任人：值班工程师，30秒内响应）。

（2）安全值班人员确认页面是否被篡改（责任人：安全值班人员，1分钟内响应）。

2. 处理阶段

（1）安全值班人员确认页面被篡改后，启动页面被篡改应急预案（责任人：安全值班人员，1分钟内响应）。

（2）安全值班人员确认是域名劫持后，联系域名注册商进行处理（责任人：信息中心，2分钟内响应）。

（3）对域名解析恢复（责任人：安全值班人员，1分钟内响应）。

3．事后处理阶段

在完成域名劫持应急处理后，需要进行以下工作：

（1）需要排查故障出现的原因，找出域名劫持故障原因所在，并进行修复（责任人：应急小组，30～60分钟内找出故障原因）。

（2）进行劫持事件分析和总结，吸取教训，以便下次出现同样的问题时可以及时处理（责任人：应急小组，30～60分钟内完成故障分析和总结）。

第三十条　网页被篡改事件

1．确认阶段

（1）接到网页被篡改报告，确认篡改情况是否属实，再通知安全值班人员。

（2）首先确认首页域名解析情况是否正常，再绑定源ip确认篡改情况（责任人：值班工程师，30秒内响应）。

（3）如果出现域名被劫持情况，启用域名劫持应急预案。（责任人：安全值班人员，1～5分钟内响应）。

（4）如果接到值班工程师电话反馈网页被篡改，首先确认篡改是否属实；确认后通知网络值班工程师；测试方法是通知商业CDN清除cache缓存（责任人：安全值班人员，1分钟内响应）。

2．处理阶段

（1）负责人接到安全值班人员电话，进行快速应急处理，在进行处理操作前需要得到部门负责人授权（责任人：信息中心，1分钟内响应，部门负责人5分钟内进行授权）。

（2）商业CDN被污染处理的首选处理方案是启用备份CDN

（责任人：信息中心，1小时内响应）；备选处理方案有两个：第一种为关闭被污染的商业CDN节点（责任人：信息中心，15分钟内响应）；如果商业CDN出现异常，导致长时间不能恢复业务的情况下，由GTM全局控制系统修改域名指向，且只能将G1、G2域名切换到应急服务器VIP地址（责任人：信息中心，1小时内响应）。

3. 事后处理及恢复阶段

在完成网页篡改应急处理后，需要进行以下工作：

（1）排查故障出现的原因，找出网页漏洞所在，并进行修复（责任人：应急小组，30~60分钟内找出故障原因）。

（2）进行故障的分析和总结，吸取教训，以便下次出现同样的问题时可以及时处理（责任人：应急小组，30~60分钟内完成故障分析和总结）。

（3）回滚配置，将所有配置恢复到故障前的配置（责任人：信息中心、系统组、应用组，5分钟内完成回滚配置）。

第三十一条　病毒暴发

1. 确认阶段

（1）接到病毒暴发通告，及时通知安全值班人员（责任人：值班工程师，30秒内响应）。

（2）值班人员确认是否属于病毒事件（责任人：安全值班人员，1分钟内响应）。

2. 处理阶段

（1）安全值班人员确认为病毒事件后，启动病毒事件处理（责任人：安全值班人员，1分钟内响应）。

（2）将感染病毒机器从网络中隔离。

（3）对设备硬盘数据进行备份。

（4）启用病毒查杀软件对中毒主机进行病毒查杀，同时对网内其他可能感染病毒设备进行病毒检测。

（5）如发现病毒无法清除应立即向上级领导报告，并迅速联系杀毒厂商研究解决。

（6）清除病毒。

3. 事后处理阶段

在完成病毒暴发应急处理后，需要进行以下工作：

（1）排查故障出现的原因，找出病毒暴发故障原因所在，并进行修复（责任人：应急小组，30～60分钟内找出故障原因）。

（2）进行事件分析和总结，吸取教训，以便下次出现同样的问题时可以及时处理（责任人：应急小组，30～60分钟内完成故障分析和总结）。

第三十二条 线上诊疗故障

1. 确认阶段

值班人员确认是否属于线上诊疗故障事件（责任人：安全值班人员，1分钟内响应）。接到线上诊疗大批量故障报障时，及时上报应急小组，由应急小组判断故障是否属于线上诊疗独立故障。

2. 处理阶段

（1）经应急小组确认属于线上诊疗故障事件，启动线上诊疗应急故障处理流程，同时通报医院互联网医院项目组，各部门做好患者和医生的梳理安抚工作。

（2）对于有线上咨询且有当日排班的医生，将患者信息切换至线上咨询功能进行应急处理。对于无线上咨询功能的医生，通过HIS系统内查询患者联系方式后进行电话联系保持诊疗。

（3）信息中心领导班子牵头进行故障排除。排查故障出现的原因，找出线上诊疗故障原因所在，并进行修复。

3．事后处理阶段

在完成线上诊疗故障应急处理后，需要进行以下工作：

（1）排查故障出现的原因，找出线上诊疗故障原因所在，并进行修复（责任人：应急小组，30～60分钟内找出故障原因）。

（2）进行事件分析和总结，吸取教训，以便下次出现同样的问题时可以及时处理（责任人：应急小组，30～60分钟内完成故障分析和总结）。

第三部分

北京协和医院互联网医院典型案例

北京协和医院线上诊疗
第一批开展科室及病种调研

国务院早在2018年即通过《关于促进"互联网+医疗健康"发展的意见》，国家相关部门出台了一系列配套文件，规范互联网诊疗行为。互联网医院，可充分利用信息技术优势，突破空间阻隔，已成为医院高质量发展的众望所归、必由之路。医务处作为互联网医院建设项目组的核心成员，按照"线上线下有机结合、触手可及的云上协和"的建设目标，与临床一线保持密切沟通、互动，尊重临床医师选择，调研诊疗科目、试点病种、复诊时限及诊疗方式等方面的需求，确保线上诊疗合法合规、"接地气"、可落地。

《互联网医院管理办法（试行）》《互联网诊疗管理办法（试行）》等政策性文件中明确规定"医师应当掌握患者病历资料，确定患者在实体医疗机构明确诊断为某种或某几种常见病、慢性病后，可以针对相同诊断进行复诊"。我们前期针对22个临床科室展开多次调研，经过科室讨论、核心组审批，确定了建议科室及线上诊疗医生适宜接诊的第一批病种目录。同时我们采用发放问卷、访谈、研讨及专题会议等方式进行了一系列互联网医院相关问题调研，对线上诊疗的复诊期限、处方量、接诊地点进行科室意见征集，充分倾听临床一线的意见和建议，在确保患者安全的前提下，不断推动更多科室、更多医师参与互联网医院线上诊疗，并不断增加线上复诊的病种。

我们调研所有科室均同意除门诊区域外，在病房办公室、会议室等处开展线上诊疗，灵活选用个人笔记本电脑云桌面或台式电脑为载体的接诊方式；部分科室同时建议在手术室、内镜中心等平台科室内较安静空间安装相应设备，便于医师利用碎片时间随时随地开展工作。调研结果显示，前次线下诊疗后半年或一年为大部分临床医师建议的可线上复诊时限选择。为保障医疗安全，经综合考虑，目前北京协和医院互联网医院大部分科室采取的线上复诊时限为半年。

通过对线上诊疗模式的探索，我们采取"小步快跑"的工作策略，逐步扩大试点科室和线上复诊病种范围，在慢病随诊基础上，增加自主预约术前评估、术后随访、病理结果解读、院区间线上会诊等场景，丰富了互联网医院的服务内涵。

附表：建议第一批线上诊疗开展科室与病种目录

科室		病种	ICD-10/11 编码
风湿免疫科	1	类风湿关节炎	M06.991
	2	强直性脊柱炎	M45.X91
	3	骨关节炎	M19.995
	4	痛风	M10.991
基本外科	1	甲状腺结节	E04.103
	2	甲状腺癌术后随访	/
	3	胆囊结石	K80.203
	4	胆囊切除术后随访	/
	5	各类手术的术后随访	/

续表

科室		病种	ICD-10/11 编码
消化内科	1	消化内镜检查后复诊	/
	2	炎症性肠病	DD7Z
	3	慢性便秘	ME05.0
	4	功能性消化不良	DD90.3
神经科	1	脑血管病	I60-I69
	2	头痛	/
	3	癫痫	G40
	4	睡眠障碍	G47
	5	帕金森病	G20
	6	中枢神经系统炎性脱髓鞘	G35-G37
	7	脑炎与神经感染	/
	8	神经-肌肉病	/
	9	痴呆	F03
	10	神经遗传病	/
心内科	1	高血压	I10.X02
	2	冠心病	I25.101
	3	房颤	BC81.3
	4	慢性心力衰竭	I50.905
	5	肺血管病	I28.951
	6	血脂异常	/
皮肤科	1	湿疹	L30
	2	荨麻疹	L50
	3	痤疮	L70
	4	银屑病	L40
	5	局限性硬皮病	L94.052

续表

科室		病种	ICD-10/11 编码
泌尿外科	1	良性前列腺增生	N40.X01
	2	肾上腺肿瘤	/
	3	精索静脉曲张	I86.101
	4	泌尿系统感染	/
	5	泌尿系统结石	N20.901
	6	膀胱癌术后复查/随诊	/
	7	肾上腺肿瘤术后复查/随诊	/
内分泌科	1	糖尿病	E10、E11
	2	甲状腺结节	E04.103
	3	甲状腺功能减退	E03
	4	原发性骨质疏松	M81.595
	5	肾上腺皮质功能减退症	E27.151
	6	垂体前叶功能减退症	E23.054
全科医疗科	1	高尿酸血症	E79.001
	2	痛风	M10.991
	3	脂肪肝	K76.001
	4	高脂血症	E78.501
	5	高血压	I10.X02
骨科	1	骨关节炎	M19.995
	2	颈部肌肉劳损	\
	3	腰背筋膜炎	M54.576
临床营养科	1	PICC导管门诊	\
	2	孕期营养	\
	3	家庭营养支持	\

续表

科室		病种	ICD-10/11 编码
眼科	1	屈光不正	H52.301
	2	白内障	H25
	3	玻璃体混浊	H43.301
	4	眼表疾病	/
普通妇科中心	1	卵巢囊肿	N83.203
	2	子宫肌瘤	D25.902
	3	宫颈病变	/
	4	子宫内膜异位症含肌腺症	N80
	5	盆底康复保守治疗	/
	6	生殖道畸形	/
整形美容外科	1	瘢痕	L90.502
	2	慢性创面	/
	3	美容外科相关问题	/
	4	皮肤肿物	L98.901
	5	淋巴水肿	I89.004
	6	先天畸形	/
	7	局限性硬皮病	L94.052
乳腺外科	1	乳癌术后随访	C50.902
	2	乳癌术后内分泌治疗	C50.902
血管外科	1	下肢动脉硬化闭塞症（含复诊/随诊）	I70.902
	2	颈动脉狭窄（含复诊/随诊）	I65.202
	3	动脉瘤术后随诊	/
	4	静脉曲张	I83
	5	静脉血栓（含复诊/随诊）	I82.902

续表

科室		病种	ICD-10/11 编码
肾内科	1	高尿酸血症	E79.001
	2	肾性高血压	I12.903
	3	肾性贫血	D64.904
	4	肾性骨病	N25.004+
	5	慢性肾病出院患者	N03.952
血液内科	1	缺铁性贫血	D50.902
	2	血友病	D66.X02
	3	免疫性血小板减少症	D69.402
呼吸与危重症医学科	1	哮喘	J45
	2	慢性阻塞性肺疾病	J44.901
	3	慢性支气管炎	J42.X02
	4	支气管扩张	J47.X01
变态反应科	1	过敏性鼻炎	J30.401
	2	慢性荨麻疹	L50.802
	3	过敏性结膜炎	H10.101
	4	湿疹	L30
放射治疗科	1	宫颈癌	C53.052
	2	乳腺癌	C50.902
	3	消化系统肿瘤	/
	4	肺癌	C34.901
	5	其他妇科肿瘤	/
	6	头颈部肿瘤	/
	7	放疗科常见肿瘤	/
老年医学科	1	常见老年疾病	/
	2	常见老年综合征	/

北京协和医院互联网医院
门诊典型案例分享

 案例 1

殷阿姨刚退休就被检查出患了乳腺癌，手术后因化疗需长期留置PICC管路，为避免感染和保持管路畅通，她需要每周挂号来院做管路维护。殷阿姨既面临挂号难题，又担心疫情期间频繁来院发生交叉感染。门诊护士长了解到她的顾虑后，主动推荐她通过互联网诊疗复诊，只要在家用手机与医生沟通，线上就能提前开好换药医嘱，只需按时来医院换药、抽血、化疗就可以了。在护士长的指导下，殷阿姨很快掌握了App的操作方法并顺利预约了下次号源，并于次周顺利完成了化疗，她觉得互联网诊疗对于频繁来院化疗的患者非常友好，切实解决了患者难题，还在患者群里进行了经验分享。

互联网诊疗解决了患者频繁来院复诊的问题，让患者少跑路，信息多跑路。

案例2

小魏是北京协和医院皮肤科的老患者，由于近期突发的疫情和洪涝灾害不能来院就诊。无助之时，他偶然注意到北京协和医院App有线上咨询模块，于是他咨询了皮肤专科护士长。护士长建议他通过互联网诊疗的方式进行复诊，在耐心地告知小魏互联网诊疗的操作方法后，又与专科医生进行沟通，帮他预约了互联网诊疗的复诊号。医生在线上为小魏进行了复诊并开了医嘱，小魏选择了药品配送到家服务。几天后，小魏收到了来自北京协和医院邮寄的药品，护士长也收到了一封来自河南的感谢信。

线上诊疗、线上咨询解决了患者的实际问题，将患者从线下就诊转到线上就诊，送药到家，方便快捷。

 案例3

2021年，山东一名4岁"硬皮病"患儿父亲向政府热线寻求帮助：疫情紧张，外地患儿无法到京就诊，希望通过线上诊疗、药品配送，确保不间断治疗。院方接到反馈后，主动联系患者家属了解情况，根据《互联网医院管理办法（试行）》要求，低龄儿童（6岁以下）开具互联网儿童用药处方时，应当确认患儿有监护人和相关专业医生陪伴。查明原因后，院方安排主诊医生为患儿预约了互联网诊疗，在患者监护人及患者所在地社区医生的全程参与下，为患儿开具药品并配送到家，完成诊疗。患者家属向"12345热线微信公众号"递交感谢信："医院相关部门主动联系，开通绿色通道，孩子顺利完成了问诊和开药。非常感谢！"

线上诊疗，在符合政策要求的前提下为患者开通路色通道，确保患者诊疗不间断。

 案例 4

患者于某，建档就诊费别为"北京医保"，符合互联网诊疗复诊要求，就诊当天医生根据系统提示提醒患者本次诊疗不能使用医保结算费用。患者表示不理解，找到互联网客服中心寻求帮助："如何才能使用医保就诊?"客服中心经过追溯查询，确定患者在预约挂号时误选择了正在住院，根据医保政策规定，住院期间门诊就诊需要全额自费。为了保护患者利益，客服中心帮助患者办理了退号，并核实了患者就诊情况，更正登记信息，为患者改约至其他时间就诊。

互联网诊疗客服中心为保护患者利益，积极协调、火速行动，让患者无论线上线下就诊均能按规定享受医保政策。

 案例 5

患者王某，在医生结束互联网问诊后，希望再次与医生沟通病情，问诊通道关闭后，患者无法主动联系到医生。患者联系互联网客服中心，希望可以帮忙代询相关问题。客服中心向医生转述患者问题后，医生认为患者的情况复杂，避免延误治疗，果断上线亲自问诊，利用休息时间为患者再次开放沟通权限，及时为患者分析病情。

互联网客服中心是搭建在患者与医院间的绿色桥梁，为患者诊前、诊中、诊后提供全方位保障。

线上护理咨询——
一名专科护士的成长与历练

　　参加线上护理咨询已近一年半的时间，收获很多。我深深地体会到线上护理咨询是一种高级护理实践模式，它是护士主导的个性化、专业化的护理实践。在满足患儿家长需求的同时，我找到了自己的专业价值，也感受了自己的成长与历练。

　　新生儿线上咨询对象多为新生儿父母，当前育儿知识传播途径的多样，育儿知识众说纷纭。如何科学照顾出院后的新生儿，新手父母渴望得到最专业的指导。面对新手父母的迫切需求，每一个问题我都要将理论知识与临床实践相结合，认真询问宝宝的情况后再做回答，遇到不确定的问题还要向医生请教或与同事们讨论后回复，一年多的线上护理咨询，不仅养成了我学习新知识新技能的习惯，也提升了我处理专科护理问题的能力，同时增强了护患沟通技巧，得到了医生和家长的认可。

　　线上护理咨询实现了与门诊医生互补互动，整合了卫生资源，减轻了儿科医生的工作量，让医生有更多时间处理急危重症患儿。特别对于早产儿人群，随着早产儿存活率的明显提高，早期关注和长期干预对早产儿的预后有着重要影响，线上护理咨询可以促进患儿出院后专业化护理的延续和全程管理，能够最大限度地满足早产儿的特殊需求。线上护理咨询专业、便利，患儿及其家长在受益的同时，提高其对我院医疗服务的黏性。

同时我也深刻地体会到线上护理咨询使医院、患者、护士三方获益：

对于医院，优化了诊疗流程；适当分流医院门诊压力，同时提高医院工作的效率；避免医患之间的矛盾和冲突，最终实现问题高效解决，医患关系和谐。

对于患儿，实现了精细化护理；拓宽护患之间交流和沟通的路径；避免线下长时间挂号、排队、就诊，实现一对一护患服务，极高地提升就诊体验；特别对于新生儿人群可有效杜绝院内感染的发生，规避不良风险；对家长进行健康教育、育儿指导，传输专业护理技能与理念，提高家长儿童保健知识的掌握程度，对降低返院率，全面提高婴儿健康水平具有重要的意义。

对于护士自身，提升职业价值感，提升了新生儿专科护士的社会地位；同时拓宽护士自身职业发展途径，现在可以通过护理咨询实践成为临床护理专家，丰富了职业规划选择，有利于最大化发挥个人潜能。

线上护理咨询门诊在优化护理资源配置、提高护理服务可及性、实现患者个性化精细护理、降低医疗成本、拓展服务范围等方面进行了有益探索，相信未来可期。

云端护理——
让专业与温暖延续

　　北京协和医院护理部自2020年2月起，经过严格遴选，先后分五批次共一百五十余名护士开展了专科护理线上咨询服务，此项工作是护士利用碎片化时间，在线为患者提供免费健康咨询服务。一年多来，我们根据患者的多样化需求，不断增加线上护理咨询专科范畴。尤其是在疫情期间，为更多患者提供便捷安全的护理专业指导，帮助患者解决了很多实际问题，受到患者与家属的一致好评（图3-1）。

　　截至2021年7月30日，已完成咨询量4万多人次，主要咨询问题集中在出院患者延续护理、老年患者居家照护、围手术期康复

疫情之下 云上协和

　　山西的杨阿姨是一名糖尿病肾病、慢性肾功能不全、规律腹膜透析近一年的患者。疫情发生后，她不能按时到医院复诊，通过北京协和医院手机APP联系到了从事腹膜透析病人专科护理工作21年的周紫娟护士。经过询问患者近期情况，周紫娟发现她有水肿、血压偏高的问题，对患者进行入量控制、调整腹透液使用顺序的指导，并于一周后再次进行了在线随诊。患者杨阿姨留言："**在疫情情况下，线上咨询解决了很多我们的实际问题。**"自新冠肺炎疫情发生以来，北京协和医院护理团队一边驻守抗疫的第一道防线，一边不忘为普通患者提供优质服务，通过开展线上专科护理咨询，为更多患者提供了便捷安全的专业指导。

图3-1　公众号"协和医生说"刊登线上护理咨询案例

专科护理线上咨询服务内容

> **出院患者延续护理：** 如饮食、服药、运动、营养等相关咨询
> **老年患者居家照护：** 如压疮、管饲、尿管等护理指导
> **围手术期康复护理：** 如术后康复锻炼、淋巴水肿护理等
> **慢性疾病自我管理：** 如心血管疾病、糖尿病、脑卒中等
> **专科疾病健康咨询：** 如疾病筛查、症状评估等
> **专科护理技能指导：** 如母婴护理、新生儿护理、造口护理等
> **安宁缓和护理指导：** 如为有缓和医疗需求的患者和家属提供服务

图3-2　专科护理线上咨询服务内容

护理、慢性疾病自我管理、专科疾病健康咨询、专科护理技能指导、安宁缓和护理指导等方面（图3-2）。通过不同专科的探索尝试，线上护理咨询打破传统随访服务在时间、空间上的限制，扩大服务供给，提高服务效率，精准对接护理服务对象多样化、多层次的健康需求。

线上护理咨询依托各护理专科，不断做深做精专科护理服务，在以患者需求为导向的同时，也非常重视社会需求。随着我国老龄化速度不断加快，我国已有4000万以上失能和半失能的老人。因此，老年护理服务成为新时代中国社会不可避免的话题和刚需，如何满足庞大的老年人口健康所需也成为各级医疗机构所面临的巨大挑战。老年人慢病三级预防、患病后居家照护、带病生存提高生活质量等，在很大程度上都依赖于护理人员全方位的指导与管理。一方面，我们需要继续加大老年护理人才队伍的培养；另一方面，则需要利用现有资源，更大程度的发挥一切相关专业专科护士的作用，调动其积极性共同为我国老年人健康助力。"互联网+护理服务"在一定程度上，促进开展老年患者的延续性护理，更好地解决老年患者的居家护理服务需求。同时对

医联体、社区卫生服务中心的护理人员进行培训，形成医院-社区-家庭三级联动的信息化养老服务模式，让老人在家就可接受专业、规范、便捷的具有延续性的护理服务，从而实现加快推动健康老龄化、助力实施健康中国战略的目标。

北京协和医院致力于护理信息化建设，积极推动护理变革，打通患者与护士的空间壁垒，及时解决各类患者的护理服务需求，为提高全民的健康素养而努力进取。未来，北京协和医院将进一步加强"互联网+护理服务"积极探索，不断优化线上服务形式及内容，逐步扩大服务项目，增加护患双方的认可度。在健康咨询、用药指导、康复训练等方面，根据不同慢病患者的需求，通过运用新一代信息技术，实现护患的线上对接，对疾病发展和预后提供全方位的优质护理服务。同时全方位打造"医院-社区-家庭"护理服务链，依托互联网技术，做好护理服务同质化，在增加线上护理服务宽度的同时，我们也要增加护服务的广度和温度，关注患者及家属的心理需求，让患者感受到生理、心理上双重的温暖。

基于护患需求，有序开展"互联网＋护理服务"

　　随着5G网络的普及，云计算、移动互联网、智慧医疗、人工智能的兴起，医疗行为与互联网的关系日益密切。近几年我国相继发布了《"健康中国2030"规划纲要》《关于促进护理服务业改革与发展的指导意见》《关于促进"互联网+医疗健康"发展的意见》等文件，明确提出需借助互联网的快速发展，大力推进护理信息化建设，创新护理模式，提高护理效率。

　　为深入贯彻落实文件精神，满足患者实际需求，北京协和医院护理部建立工作小组，在研读文件及查阅文献的基础上，制定问卷，对北京协和医院住院患者及护士分别进行了"互联网+护理服务"认知及需求现状调查。问卷结果显示如下：

　　1. 患者对"互联网+护理服务"接受度及认可度较高

　　本次共调查北京协和医院289名住院患者，多数患者（75.09%）表示愿意接受护士提供"互联网+护理服务"，接受的原因为方便快捷，能够解决实际困难且降低感染风险（图3-3）。患者对"互联网+护理服务"项目的需求呈现多样化，前三位的需求为：用药指导、康复训练及健康咨询（图3-4）。

17. 您愿意接受"互联网+护理服务"的原因是什么？

选项	小计	比例
快捷方便，省去出门就医的麻烦	208	80%
减少交叉感染的风险	144	55.38%
护士上门服务可以帮助解决健康问题	153	58.85%
不易受时间和空间的限制	140	53.85%
其他原因	26	10%
本题有效填写人次	**260**	

图3-3 患者选择接受"互联网+护理服务"的原因

20. 您愿意考虑接受护士提供的哪些"互联网+护理服务"项目？

选项	小计	比例
用药指导	178	61.59%
健康咨询	173	59.86%
营养指导	143	49.48%
康复训练	174	60.21%
血压测量	105	36.33%
血糖测量	99	34.26%
照护指导	107	37.02%
家庭氧疗	81	28.03%
静脉抽血	140	48.44%
肌肉注射	122	42.21%
静脉输液	154	53.29%
尿管/胃管护理	93	32.18%
伤口换药护理	140	48.44%
皮肤压疮护理	84	29.07%
管道护理	87	30.1%

图3-4 患者对"互联网+护理服务"的需求

2. 护士参加"互联网+护理服务"意愿较高，愿意提供的服务项目与患者需求高度契合（图3-5、图3-6）。

14. 您更愿意参加哪一种形式的护理服务？

选项	小计	比例
A上门提供居家护理服务	60	9.26%
B借助互联网平台（APP）进行相关护理服务咨询	404	62.35%
C帮扶基层社区医院	184	28.4%
本题有效填写人次	648	

图3-5 护士参加"互联网+护理服务"项目的意愿

16. 您更愿意开展哪些"互联网+护理服务"项目？

选项	小计	比例
A健康指导	571	88.12%
B基础护理	325	50.15%
C标本采集	336	51.85%
D各类注射	371	57.25%
E导管护理	315	48.61%
F造口护理	185	28.55%
G中医护理	80	12.35%
H母婴护理	214	33.02%
I其他项目	71	10.96%

图3-6 护士提供"互联网+护理服务"项目的意愿

　　本次共648名北京协和医院护士参加调查，648名护士中，51.08%为护师，36.88%为主管护师及以上职称；其中25.46%为取得专科资质的专科护士。

　　调查结果显示：护士参加"互联网+护理服务"的意愿较高，多数人（70.83%）表示愿意利用碎片时间提供护理服务，能够体现护士自我价值并为患者解决健康问题等。62.35%的护士倾向于开展护理线上咨询服务为患者提供健康指导，这与患者需求高度契合。

　　此次调研为"互联网+护理服务"提供了可靠依据，我们首先开展了线上护理咨询，针对患者需求量较大的专科，从咨询护士人数及护士专业能力都给予政策倾斜。一年多来，不断以临床需求为导向，完善制度，促进服务项目的规范化、标准化。未来我们将以专科护士为核心，多方协同合作，有效利用互联网技术，构建全方位、全周期的护理服务模式。其次，加强专科护理人才队伍培养，提高专科护理知识技能，同时也需完善相关的支持体系建设以营造良好的护理服务环境。作为北京市首家互联网医院，北京协和医院护理部将在护理信息化建设工作中进行探索，更好地满足群众多样化、差异化健康需求。

云端药学 安全专业
——北京协和医院互联网
药学服务高质量建设探索

一、开展互联网药学服务的背景

近年国家重点医药政策指导药学服务快速进入"互联网+"时代，"互联网+医疗健康"要求全链条服务模式。2020年2月卫健委发布《关于加强医疗机构药事管理促进合理用药的意见》，指出药师可以利用信息化手段为患者提供个性化的合理用药指导。国卫办〔2021〕16号文件《国务院办公厅关于全面加强药品监管能力建设的实施意见》强调提升"互联网+药品监管"应用服务水平。强化网络第三方平台管理，提高对药品、医疗器械和化妆品网络交易的质量监管能力。

北京协和医院互联网药学服务旨在实现以下目的：

● 对患者而言，实现"足不出户看协和"；复诊患者少跑路；享受药师一对一专业服务；保证用药安全有效。

● 对药剂科而言，实现药学专业延伸服务，构建全新的药学生态圈；探索处方分流；创新药学服务模式；提供协和品质的互联网药学服务。

● 对医院管理而言，互联网药学服务是协和互联网医院建设蓝图的重要组成部分；通过探索药学服务模式创新，提高医药卫生资源的有效利用。打造协和标准，体现协和特色，让百姓真正受益。

二、北京协和医院互联网药学服务体系建设历程

药剂科围绕医院"云上协和、造福患者"核心理念，探索全流程高质量互联网药学服务。首先，明确组织架构：互联网药学服务项目由药剂科主任和分管医疗的副主任总体负责；由临床药学-实验室组长和信息药师担任项目组组长和副组长，临床药师和调剂药师发挥各自专业所长，分工协作（图3-7）。其次，建立药事管理制度，制定《北京协和医院互联网药事管理制度》《北京协和医院互联网处方管理制度》《北京协和医院互联网药品

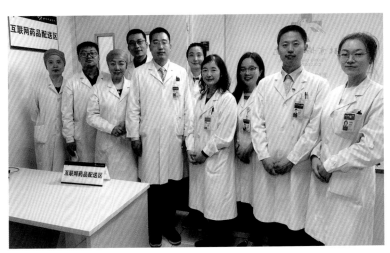

图3-7　药剂科互联网药学服务项目组主要成员合影

配送标准操作规程》等一系列制度和操作规程。再次,明确药学人员资质要求,制定准入准出流程,开展人员上岗前培训和考核,对工作质量进行过程管理(图3-8、图3-9)。最后,进行风险评估,建立安全管理预案和应急管理预案,实现药学服务闭环管理。

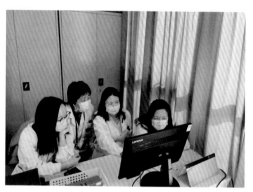

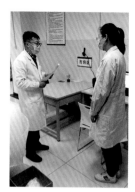

图3-8 互联网处方审核药师培训　　　　　图3-9 药品配送人员培训

互联网药学服务内容包括互联网药学咨询、互联网处方审核、药品配送到家、互联网用药指导四部分。

1. 互联网药学咨询

2020年2月17日,药剂科作为医院首批上线的四个科室之一,在北京协和医院官方App开通一对一线上专业药学咨询。共有12位资深药师加入咨询团队,通过互联网积极解答患者用药相关问题,缓解焦虑紧张的情绪,同时传播健康理念、普及健康知识,进行用药知识宣教。截至2021年7月31日,有效在线用药咨询例数已达3063例,多位药师获得患者的五星好评(图3-10)。

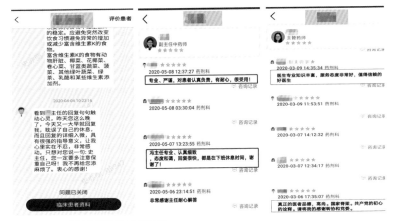

图3-10　互联网药学咨询患者评价

2. 互联网处方审核

2020年5月21日，北京协和医院互联网诊疗服务正式上线。药剂科相应成立线上处方审核团队，负责互联网处方审核。审方药师包括14位经验丰富的调剂药师及临床药师。通过实时审核处方的合法性、规范性和适宜性，及时发现和解决互联网处方中存在的问题（图3-11）。截至2021年7月31日，累计审核处方39738张，药师审核意见接受率93.00%，处方合格率平稳上升，达到99.96%，充分体现了药师对保障患者用药安全的专业作用。

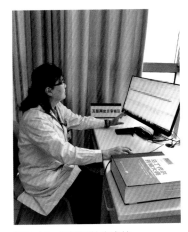

图3-11　互联网处方审核

3. 药品配送到家

2020年9月24日，北京协和医院互联网诊疗药品配送服务正式上线，打通了互联网诊疗"最后一公里"。全国非医保患者在北京协和医院线上诊疗复诊开药后，均可选择"点对点"送药到家服务。复诊患者的预约挂号、交费、就诊、取药等环节都能在互联网医院线上完成（图3-12～图3-16）。通过送药到家，减少了患者来院就诊次数，降低交叉感染风险，而且确保了疫情期间

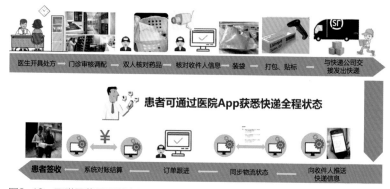

图3-12　互联网药品配送流程

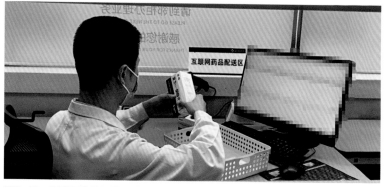

图3-13　互联网药品配送：药师复核

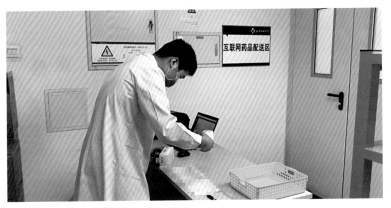

图3-14　互联网药品配送：打包前复核

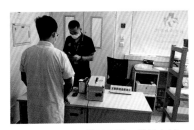

图3-15　互联网药品配送：药品交接

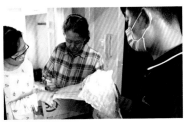

图3-16　2020年9月24日互联网药品配送首单签收

患者仍然能够得到连贯的药物治疗；对于外地患者，还大大降低了异地就诊带来的时间成本和交通住宿等经济支出。截至2021年7月31日，我科已配送药品6288人次，配送区域覆盖了全国31个省市自治区。

4. 互联网用药指导

相比线下诊疗，互联网诊疗缺少患者与药师面对面交流的机会。为弥补无法当面进行用药交代的不足，我科组织22名资深药师依据药品说明书及权威参考资料，结合实际用药过程中患者最为关心的问题，编写了959种药品的用药指导单，以标准化、规

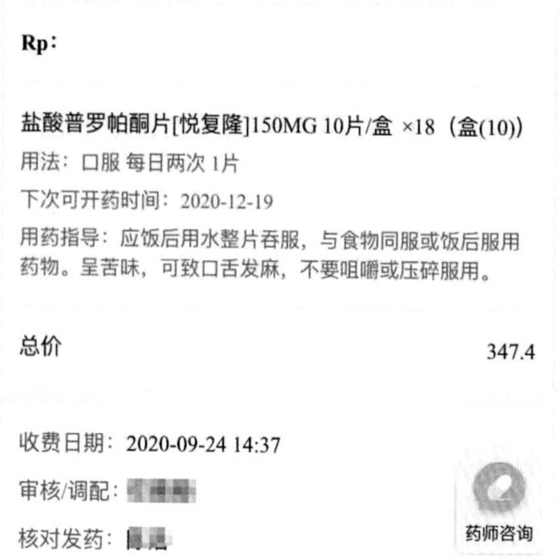

图3-17　互联网用药指导App界面

范化格式嵌入医院官方App中，患者可随时查阅（图3-17），患者不来医院也能享受协和药师的高质量用药指导服务。如患者对用药还有其他疑惑，通过点击App中的"药师咨询"链接，即可与药师进一步交流。

三、互联网药学服务高质量建设研究

开展互联网药学服务的医疗机构很多，如何保证服务的质量和安全是我们一直在思考的问题。2020年北京协和医院药剂科牵头，与北京地区四家医院强强联合，申请了北京药学会临床药学研究项目"互联网+药学服务规范及质控体系研究"（图3-18），完成了七个部分共计3.4万字的文件撰写，包括：①互联网药学服务规范及质控体系通则，②互联网用药咨询服务规范，③互联网处方审核服务规范，④药品配送到家服务规范，⑤互联网用药

北京药学会临床药学研究项目
结题报告

项目名称：<u>互联网+药学服务规范及质控体系研究</u>

项目承担单位：<u>北京协和医院 中日友好医院</u>
<u>阜外医院 北京宣武医院</u>

项目负责人：███ ██

联系电话：████ ████

电子邮箱：█████ █████

填写日期：**2021 年 2 月 25 日**

起止时间：**2020 年 6 月-2021 年 2 月**

资助金额：██ ████

北 京 药 学 会
2021 年 2 月

图3-18 北京药学会临床药学研究项目

指导服务规范，⑥互联网药学门诊工作规范，⑦互联网药学风险管理标准。在同行评议中，北京15家三级医院和二级医院的68名医务和药事管理人员及一线药师对该规范给予了高度肯定，认为该规范对促进互联网药学服务的高质量发展具有重要价值，有助于提升不同水平医院的互联网服务均质化。

除编写服务规范文件外，我们还不断总结互联网药学服务的工作经验，开展学术研究，撰写学术论文，与同行开展学术交流，有官方和权威媒体报道。目前已在核心期刊发表论著3篇，在投3篇（图3-19），并在中国医学论坛报发表相关文章（图3-20）。此外，互联网药学服务工作组成员多次在全国及省级学

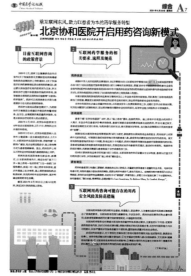

图3-19　核心期刊发表论著　　　　　　　　图3-20　媒体报道

术会议和培训班做学术报告，扩大了我院在互联网药学服务方面的行业影响力。

四、结语

互联网药学服务是实现药学服务优质化、个体化、多元化的有效形式。通过该形式，我们不仅能更好地满足患者的医疗需求，而且能够实现以患者为中心的药学服务转型，体现创新服务模式的理念。高质量的互联网药学服务的核心是建立一套具有协和标准的技术规范，结合严格的人员培训管理制度、完善的质量控制评估体系，才能保证为患者提供专业、规范、安全、高效的互联网药学服务，实现我们的长远发展目标。

北京协和医院互联网诊疗病历书写质量检查表及个性化病历模板示例

　　为规范互联网诊疗病历质控工作，统一质控标准，北京协和医院特制定了互联网诊疗病历书写质量检查表，以供病历质控工作人员在实际工作中参考借鉴。同时，鉴于互联网诊疗中相当一部分患者为外院标本送检或复诊开药需求，为了使收集的信息更有针对性，同时简化患者填写界面，便于相关内容交叉引用至电子病历系统，北京协和医院设计了互联网诊疗外院送检、互联网诊疗复诊开药的患者端、医生端个性化填写模板，以期真正为医患双方提供便利、提质增效。

一、北京协和医院互联网诊疗病历书写质量检查表（表3-1）

表3-1　北京协和医院互联网诊疗病历书写质量检查表

序号	项目	基本要求	评价结果			
1	主诉*	重点突出，简明扼要	优	良	中	差
2	现病史*	重点记录上次诊疗后的病情变化、药物使用情况、治疗效果，有无新症状出现。未确诊患者需补充必要鉴别诊断资料	优	良	中	差

续表

序号	项目	基本要求	评价结果
3	既往史	（1）记录重要的或与本病诊断相关的既往病史，过敏史、其他重要个人史、生育史、家族史 （2）对之前门诊病历中既往史内容无特殊补充，可书写"同前"	优 良 中 差
4	处理*	（1）记录所开各种化验及影像学检查项目 （2）记录所采取的各种治疗措施 （3）处方应有药物名称、剂量及用法 （4）对用药或剂量更改应重点注明，对剂量、用法不变的药物或其他处理措施可用"用药同前"或"其他同前"表述 （5）记录与患者交代的重要注意事项 （6）当患者出现病情变化需要转为线下就诊时，应在处理意见中明确记录 （7）处理措施合理，符合诊疗原则和指南要求	优 良 中 差
5	诊断*	（1）诊断应明确规范的写出诊断名称，已明确的临床病理分型也要写出 （2）未明确诊断的应写待查，并在待查下面写出考虑可能性大的诊断	优 良 中 差
6	医师签名*	要求病历记录必须有接诊医师电子签名	—
7	是否书写病历*	接诊后医生必须书写互联网诊疗病历	—
总体印象评价：			优 良 中 差
优点评价：			
问题评价：			

*如该项内容缺失，则单项否决，总体印象直接评价为差。

二、北京协和医院互联网诊疗外院送检患者端个性化

模板（表3-2）

表3-2　外院送检患者端个性化模板

病情描述
①外院送检类型（请勾选）*： 　□患者本人外院送检　　　□代患者本人外院送检
②发起送检的医院名称*：
③外院初步诊断：
④需要检测项目（请勾选）*： 　□脑脊液细胞学　规瑞-姬氏染色；CSF 1ml 　□自身免疫性脑炎抗体　血、脑脊液各2ml 　□副肿瘤综合征相关抗体　血、脑脊液各2ml 　□视神经脊髓炎抗体　血抗AQP-4、NMO-Ab；血2ml 　□脑脊液髓鞘碱性蛋白（MBP）　CSF 1ml 　□抗神经节苷脂抗体　血2ml 　　＋　　　　　**请上传外院开具的检测项目单、病历摘要等**

*必填项

三、北京协和医院互联网诊疗外院送检医生端个性化模板（图3-21）

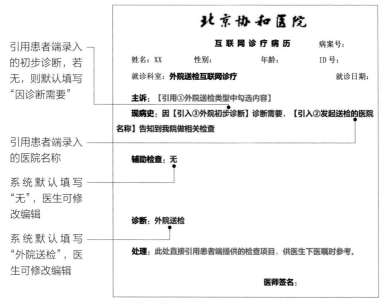

引用患者端录入的初步诊断，若无，则默认填写"因诊断需要"

引用患者端录入的医院名称

系统默认填写"无"，医生可修改编辑

系统默认填写"外院送检"，医生可修改编辑

北京协和医院

互联网诊疗病历   病案号：

姓名：XX   性别：   年龄：   ID号：

就诊科室：**外院送检互联网诊疗**   就诊日期：

主诉：【引用①外院送检类型中勾选内容】

现病史：因【引入③外院初步诊断】诊断需要，【引入②发起送检的医院名称】告知到我院做相关检查

辅助检查：无

诊断：外院送检

处理：此处直接引用患者端提供的检查项目，供医生下医嘱时参考。

医师签名：

图3-21　外院送检医生端个性化模板

四、北京协和医院互联网诊疗开药患者端个性化模板（表3-3）

表3-3 开药患者端个性化模板

病情描述
①疾病名称*：
②目前使用且本次拟开具药品名称*：
可上传目前使用药品包装照片等
③上次开药时间：
④药物过敏史*：
⑤目前病情：
□病情稳定无变化，常规开药
病情变化，请详述＿＿＿＿＿＿＿＿＿＿＿＿＿（建议线下复诊）

*必填项

五、北京协和医院互联网诊疗开药医生端个性化模板（图3-22）

北京协和医院

互联网诊疗病历　　　　病案号：

姓名：　　　　性别：　　　　年龄：　　　　ID号：

就诊科室：　　　　　　　　　　　　就诊日期：

主诉：【引入①疾病名称】复诊开药

现病史：患者病史同前，使用【引入②拟开具药品名称】治疗，【引入⑤病情稳定无变化，常规开药】。

过敏史：【引入④药物过敏史】

系统默认填写"无"，医生可修改编辑（引用辅助检查结果） ——→ **辅助检查：无**

诊断：【引入①疾病名称】
　　　　复诊开药（系统自动带入）

处理：此处直接引用患者端提供的药物名称，供医生下医嘱时参考。
　　　　药物调整请遵专科指导，如有不适及时就诊。

医师签名：

图3-22　开药医生端个性化模板

5G 远程眼底激光治疗的探索之路

2020年12月发布的《中国眼健康白皮书》提到，随着我国逐步进入老龄化社会，我国的主要致盲性眼病疾病谱已由过去的沙眼、白内障转变为青光眼、眼底病等年龄相关、代谢相关性眼病。中国的糖尿病患病率已经达到10%～13%，全国大约有一亿糖尿病患者，其中三分之一患者会出现糖尿病视网膜病变，保守估计有三千万，这些患者都需要接受眼底病专业医生的诊治。此外还有许多其他眼底病变，包括视网膜静脉阻塞、老年性黄斑病变等，眼底疾病患者人群庞大。但是我国眼底病医生严重缺乏，分布极不均衡，大多集中在大城市的三甲医院。另一方面，我国87%的糖尿病患者都就诊于县级及以下医疗机构，这些基层医疗机构大多不具备治疗糖尿病视网膜病变等眼底疾病的基本诊疗措施和适宜技术。随着我国眼底病患者人群激增，庞大分散的患者人数与稀缺集中的眼底医疗资源产生巨大矛盾（图3-23）。

看病难，看病贵，医疗资源分配不均成为突出问题，该如何破局？分级诊疗是解决供需不平衡的方法，但是基层眼科服务的提升需要一个过程，短期内难以满足日益增长的医疗需求。通过加强培训，标准化培养基层医生，依托于人工智能和创新医疗设备，可以提高目前体系的效率。例如2018年4月，美国

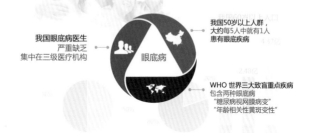

图3-23　庞大分散的患者人数与稀缺集中的眼底医疗资源产生巨大矛盾

FDA批准了第一台人工智能检测糖尿病视网膜病变的设备"IDx-DR"用于基层眼科诊疗，大幅度提高了社区筛查糖尿病视网膜病变效率，实现了早期干预，降低致盲率。近年来我国人工智能在眼底病筛查方面同样做出了许多成绩，我们参与合作开发的糖尿病视网膜病变筛查软件，不但建立了自动转诊糖尿病视网膜病变的筛查模型，还能模拟人类病灶识别和病变分期的诊断过程，有助于临床糖尿病视网膜病变的筛检，目前已经获批应用于临床。作为该模式的基层探索工作，自2019年开始，国家卫健委国际交流中心健康快车与北京协和医院合作，为湖南省桂东县人民医院提供AI+医生远程眼科筛查服务。湖南省桂东县比较落后，不通火车，桂东县人民医院没有专职的眼科医生，只有一位五官科医生，无法进行眼底病的筛查和诊断。经过简单培训，该医生学会了为患者拍摄眼底照并上传图片至我们的阅片中心，由AI辅助提供初步诊断，经过协和医院的眼底病专科医生审核后出具正式的筛查诊断报告。我们探索的这种基于人工智能的远程分级诊疗模式，不但提高诊断效率，还提供同质化诊断服务，减少了患者奔波，服务于患者（图3-24）。

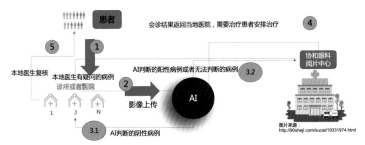

图3-24　基于人工智能的远程分级诊疗模式

　　但是，筛查出来很多患者，就此结束，只能算完成了一半的工作。患者筛查出眼底病变，希望得到专家的治疗，还是要奔波至大城市三甲医院，仍然没有解决看病难看病贵的问题。很多眼底疾病，尤其是糖尿病视网膜病变，视网膜静脉阻塞等视网膜血管性疾病，激光治疗是目前经济有效的方法。但是不同眼底疾病的激光治疗模式和参数设置不同，激光治疗造成的损伤不可逆，需要医生经过较长的学习周期，具备丰富的治疗经验等，这些都是推广眼底激光治疗的障碍。目前我国大部分基层医院不具备眼底激光治疗的能力，患者只能转诊到少数大城市的三级医院接受有效治疗。而传统的眼底激光治疗，只能通过医师亲自操作才能实现，不利于技术推广。随着技术创新发展，新型的靶向激光治疗设备可以通过眼底影像做靶向激光治疗，医生不需要看着目镜操作，而是通过监视器观察眼底，提前规划，由机器辅助自动治疗，类似于治疗机器人，这就给远程治疗创造了条件和可能性。但是靶向导航激光治疗的场景仍然是医生与患者面对面，患者还是要到协和医院这样的三甲医院接受治疗，无法实现远程操控，无法根本解决看病难的问题。

基于此，我们提出了建立基于靶向导航激光的实时远程激光治疗模式的设想，希望对靶向导航激光机器进行改造，实现患者在基层医院检查，眼底图像上传至云端，通过网络，由位于远端的眼底病专家实时进行远程规划治疗方案，并对患者进行远程治疗和监视。2019年，北京协和医院眼科和远程医疗中心共同建立了眼科阅片中心平台，做远程会诊，远程阅片和培训。同期北京协和医院建立了具备5G网络能力的远程医疗平台，依托该平台，我们配合国家卫健委赴纳米比亚开展援非"光明行"活动，相隔万里成功实现国际远程会诊。中国移动为远程医疗中心提供了5G网络及相关的技术支持和保障，借此契机，我们开始了相关研究和探索（图3-25）。

2019年5月，经过对靶向导航激光机的软件改造，我们率先

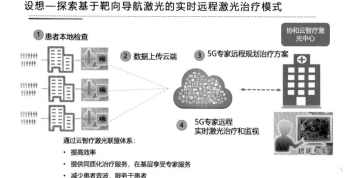

图3-25 基于靶向导航激光的实时远程激光治疗模式设想

尝试用有线网络开展人机分离的激光治疗，专家在电脑上操作，和患者在同一个激光室，但有线网络仍然限制了治疗的区域，达不到远程治疗。在早期技术论证阶段，我们曾尝试基于有线宽带网络或者4G网络开展跨东西院区的远程眼底激光治疗，但是网络延时严重，无法达到实时监控和操作，也证实了传统网络难以支持手术安全的性能需求的结论。在远程眼底激光治疗实践中，5G技术起到了重要技术支撑作用。5G网络的泛在性、大带宽、高可靠、低时延等技术特性，突破了传统4G、WLAN网络的性能瓶颈，为远程医疗带来全新的技术条件。远程眼底激光治疗是一种对通信时延高度敏感的治疗操作，单个激光灼烧点的照射时长一般被控制在150毫秒以内，而传统网络的端到端时延为100毫秒左右，通信时延过高，治疗修正和应急预案无法及时开展，安全无法保障。而在应用5G网络后，技术条件得到大幅改善。随后，在院领导和远程医疗中心的大力支持下，我们开始真正远距离的5G激光治疗探索研究（图3-26）。

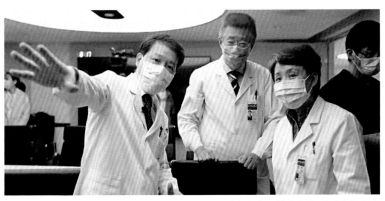

图3-26　北京协和医院向炎珍总会计师，远程医疗中心秦明伟主任与眼科陈有信主任共同讨论5G激光治疗的方案

2019年7月我们在院内首次实现了不同空间的5G实时远程激光治疗试验,虽然只相隔几十米,但是专家和患者不再是面对面,不在同一个空间,完成了零的突破,也证实了技术的可行。当时治疗医生在激光室内,通过靶向导航激光仪给患者拍摄眼底照片,眼底照片图像通过5G网络传输到50米外的远程医疗中心多功能厅,主任医生将眼底照片和患者之前检查的眼底荧光血管造影图像进行图像匹配后,进行激光治疗规划。通过5G低时延、大带宽的数据传输,治疗室内的医生可以实时观看主任医生的每一步规划,并在规划完成后启动导航激光自动治疗。整个治疗期间,主任医生与治疗医生实时进行视频语音通话,根据患者情况,随时调整治疗参数,最终为患者完成激光治疗(图3-27)。

2019年10月,协和医院和相距1200公里的浙江省湖州市第一人民医院连线开展5G远程激光治疗,治疗过程中平均网络时延缩短至20毫秒,网络抖动在3毫秒内,治疗安全得到保障,网络上下行速率达到88.45Mbps/853.63Mbps,实现了对高清眼底图像传输的高质量支撑。随后,我们在不同距离不同地区开展了更多

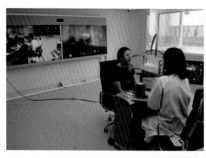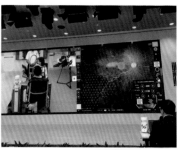

图3-27　在院内首次实现了不同空间的5G实时远程激光治疗试验
左图:治疗医生在激光治疗室内为患者完成激光治疗;
右图:主任医生在多功能厅内进行激光治疗规划。

尝试，真正实现了异地远距离的5G眼底激光治疗，包括吉林通化眼科医院和新疆图克舒木市。授人以鱼不如授人以渔，我们在开展远程激光治疗的同时，还对当地医生进行远程激光治疗培训。在新疆图木舒克市医院，我

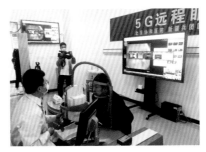

图3-28　当地眼科主任扶稳眼底镜拍摄眼底图像

们为几位维吾尔族糖尿病视网膜病变患者实施了远程眼底激光治疗。新疆图木舒克市是边境城市，该院以往没有激光机，眼科主任也无眼底激光的操作经验，但是他能够扶稳眼底镜拍摄眼底图像，让远在4000km之外的专家清晰地看到患者的眼底，为患者完成激光治疗（图3-28）。

　　5G远程激光诊疗平台主要由4个部分构成：靶向导航激光系统，远程计算机控制软件，远程视频会议平台，以及5G网络的高速数据传输（图3-29）。在北京协和医院与湖州市的5G远程激

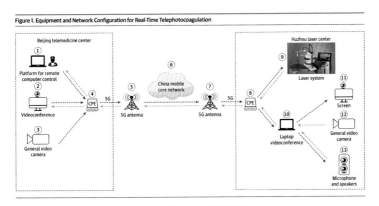

图3-29　实时远程激光诊疗平台的设备和网络配置

光治疗过程中，位于北京的视网膜专家通过视频会议系统与位于湖州的眼科医生和患者保持沟通，专家在笔记本电脑上通过远程操控软件进行眼底激光治疗规划设计，标注激光治疗位点的区域、设定激光治疗的参数，通过5G网络将方案实时传输给位于湖州的导航激光机，然后启动治疗（图3-30A）；导航激光机自动按照预设规划完成激光治疗。整个治疗过程中，专家通过5G网络连接的视频会议系统监控激光效果，随时终止或调整激光参数，以确保治疗的安全性和实时同步（图3-30B）。

Figure 2. 5G-Assisted Real-Time Teleretinal Laser Photocoagulation Treatment Scenario

A A retinal specialist in Beijing communicating with an ophthalmologist and a patient in Huzhou using an audiovisual system

B The retinal specialist monitoring the laser procedure through the telemedicine platform

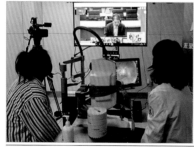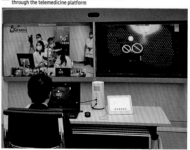

图3-30　5G远程激光治疗过程中

A. 专家在笔记本电脑上通过远程操控软件进行眼底激光治疗规划设计，标注激光治疗位点的区域、设定激光治疗的参数，通过5G网络将方案实时传输给位于湖州的导航激光机；B. 导航激光机自动按照预设规划完成激光治疗。整个治疗过程中，专家通过5G网络连接的视频会议系统监控激光效果，随时终止或调整激光参数，以确保治疗的安全性和实时同步。

经过长期的探索，我们对前期5G远程激光治疗的实践工作进行了回顾总结，探索5G远程激光治疗的可行性，并撰写论文*Application of 5G Technology to Conduct Real-Time Teleretinal Laser Photocoagulation for the Treatment of Diabetic Retinopathy*，以original investigation（原创调研）的形式，发表在眼科领域著

名杂志*JAMA Ophthalmology*（影响因子7.389）上（图3-31）。在文章中，我们提出建立包括远程会诊、远程治疗和远程教学三位一体的5G激光治疗体系，建立了5G远程眼底激光治疗的技术路线和标准，对接受5G激光治疗的患者进行了随访分析，包括治疗前后视力情况、眼底病变情况等，还总结了治疗期间的网络速度和延时情况，在所有治疗过程中，信号无中断，无信号丢失，无不良反应。该研究得到了杂志主编Neil Bressler的高度认可并评论："这是5G技术首次应用于眼科治疗的报告，是首创"！这项5G远程激光治疗可行性研究的实现，得益于医疗专家治疗创新，互联网平台的支撑，通信技术让远程治疗成为可能，医工结合让新技术应用于患者。

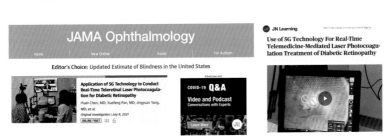

图3-31　论文*Application of 5G Technology to Conduct Real-Time Teleretinal Laser Photocoagulation for the Treatment of Diabetic Retinopathy*发表于*JAMA Ophthalmology*

　　基于前期的实践工作，北京协和医院联合中国移动共同参加了2021年世界5G大会，以《基于5G的远程眼底激光手术》为题入选了大会十大应用案例，得到行业的广泛关注（图3-32）。《科技日报》发表文章《从"样板房"到"商品房"，5G应用加速转变》，围绕"首例5G远程眼底激光手术""最长连续5G手术验证""最远距离5G远程手术"三项全球第一，详细报道了本案例实现5G技术与医疗服务融合、促进优质医疗资源向基层下沉的成功应用。

当然这只是初步的尝试。我们希望依托5G网络的发展，未来能开发出移动诊疗车，深入"老少边穷"地区，由专家远程规划治疗，真正实现医疗资源的下沉，全面打破区域限制。结合互联网医院的发展，人工智能、物联网、大数据等技术，未来将进一步帮助医院，实现更精准的治疗。眼科在5G远程手术操作中的突破，也将为其他专科在远程手术、治疗中提供参考，我们也将不遗余力的促进"互联网+医疗服务"的发展。

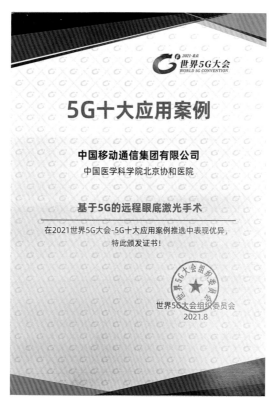

图3-32　2021年世界5G大会获奖证书

互联网诊疗助力
风湿免疫病多维度管理

风湿免疫病是一组容易累及多个脏器、反复发作、病情持续进展的慢性疾病，严重影响着广大患者的生命健康及生活质量。由于病情复杂，诊断困难，多数患者均经历辗转多家医院方能明确诊断。作为长期慢性疾病，患者需跟随临床医生定期复诊，根据病情调整治疗方案。因此，在当前医疗条件下，如果长期规范的管理风湿免疫病患者是临床医生所面临的一大挑战。随着互联网诊疗在国家卫健委重点支持不断推进，非常契合风湿免疫病的慢病管理策略和理念，极大满足了全国各地风湿免疫病患者就诊需求。北京协和医院风湿免疫科，作为全国公认的疑难危重风湿病诊治中心，免疫疾病领域唯一的国家临床医学研究中心，在风湿免疫病患者的长期管理和诊治方面一直走在前列。

早在北京协和医院布局互联网诊疗初期，风湿免疫科就积极响应并参与互联网诊疗系统建设。结合风湿免疫病的特征，充分发挥互联网诊疗优势，重点规划互联网诊疗的三个角色：

1. 线下诊疗的有益补充：大多数外地来京就医患者均需要进一步完善自身抗体、影像学等特殊检查，通常需要3~5个工作日才能拿到结果。为了方便患者，在首次接诊患者开具检查后，同时预约下次线上诊疗，通过互联网诊疗方式帮患者解读检查结果并制定方案，"线下+线上"相结合的方式得到患者的极大好评。

2. 长期规律随诊风湿免疫病患者随访就医的有利补充手段：风湿免疫科接诊患者超过80%为外地患者，通常每3～6个月需复诊评估后调整药物治疗方案，筛查有无药物相关不良反应。这类患者不仅需要支付就医费用，还需要支付来京往返旅程及在京住宿的费用，同时也耗费了大量的时间成本。互联网诊疗极大的改善了这一局面，大多数患者在当地完善检查后，通过互联网诊疗与医生进行沟通后可以解决绝大多数问题，特别是在新冠肺炎疫情期，解决了患者出门就医受限的困难，同时还显著提高了患者的随访率及依从性，这一角色得到医患的广泛好评。初步统计，过去一年中我科已经接诊覆盖全国31个省市自治区的3000余人次的风湿免疫病患者。通过互联网诊疗，风湿免疫科医生对患者提供长期连续的健康管理、全生命周期健康看护提供了极大的便利。

3. 疑难风湿免疫病患者的最佳转诊途径：鉴于风湿免疫疾病的疑难复杂性，目前风湿免疫科已经开展了多发性大动脉炎、系统性硬化症、炎性肌病、白塞病、IgG4相关疾病、抗磷脂综合征、结缔组织病相关肺动脉高压、风湿病相关妊娠等专病门诊，在互联网诊疗接诊过程中，可以由我科主治医师在互联网诊疗接诊过程中详细评估后，根据病情转诊给对应的专病门诊，让更合适的诊疗医生接诊更符合条件的患者，显著弥补了患者对专科不了解而盲目就诊所带来的各种不足。

"互联网+"极大地拓宽了医疗的可及性，改善了医疗的服务性，并且必将持续拓展范畴和诊疗形式，最终将从根本上提高医疗服务效率。

互联网诊疗让营养健康
走进千家万户

1. 临床营养科是如何开展互联网诊疗工作的?

互联网诊疗是医院重点工作之一,在医院统一部署下,临床营养科先后成为医院第一批开通线上咨询的科室,和第一批开展线上诊疗的科室,也是医院第一次利用5G技术进行远程健康教育的科室。

为安全高效地开展上述工作,临床营养科科室领导高度重视,全员动员,积极行动。科室核心组第一时间组建了由科室医护骨干组成的"临床营养科互联网诊疗工作小组",由科主任主抓。首先,进行全科思想动员,使大家充分了解在健康中国大背景下,互联网诊疗的重要意义和广阔的发展前景,充分了解互联网诊疗对医患双方的益处,使大家增强参与互联网诊疗的热情和信心;其次,按照医院相关要求,制订了科室培训计划,组织全科相关人员及时完成了全套培训并通过相关考核。并根据临床营养门诊常见疾病及患者特点,梳理完善诊疗流程;再后,在远程医疗中心、信息中心、医务处等指导帮助下,遵照医院总体安排,有步骤、有计划、由少到多逐步开展此项工作。从科室主任、核心组成员到普通医生,以协和App为平台,首先进行免费的互联网咨询，在此过程中，收集患者反馈，解决各类问题，锻炼队伍，总结提高。然后，在2020年3月开通了针对肿瘤患者为主的PICC（经外周静脉植入中心静脉导管，化疗常用途径）或输液港维护的线上诊疗，并实现了PICC诊疗的全上线，成为全国医院临床营养科第一家实现PICC全部线上诊疗的科室；之后，又在国内率先开展了针对孕期营养咨询的孕期营养线上诊疗，受到孕产妇热烈欢迎。

通过线上诊疗服务，一方面减少患者挂号、报到、就诊、交费等相关流程，尤其是缓解了肿瘤患者或孕妇们的奔波辛苦；另一方面，在满足患者诊疗需要的同时，显著减少或消除了疫情期间不必要的聚集，圆满实现了疫情防控和复工复产两手抓两手都要硬的目标；同时，也明显提高了医生诊疗工作的效率，是医患两便的双赢举措。

2. 目前临床营养科线上诊疗疾病分布情况

在PICC线上诊疗门诊中，以在北京协和医院相关科室进行化疗的肿瘤患者为主，主要包括：乳腺癌、结直肠癌、胰腺癌、妇科肿瘤、血液肿瘤等肿瘤患者。

在孕期营养线上诊疗门诊中，常见疾病包括：妊娠期糖尿病、妊娠期贫血、孕期微量营养素缺乏、孕期体重增长不足/过快等。

3. 目前临床营养科线上诊疗患者分布情况

2021年上半年（1～6月）互联网诊疗共服务患者7616人次，月均1270人次。PICC线上门诊服务的患者群体中，约有50%来自北京地区居民，另外50%来自京外各省，主要包括：天津、河北、内蒙古、山西、黑龙江、辽宁、吉林、山东、河南、陕西、甘肃、湖北十几个等省市区。目前孕妇互联网诊疗群体主要来自北京、河北等地区居民。

4. 线上诊疗给医患双方带来变化

对患者而言，线上门诊极大地方便了患者的诊疗流程。既往的线下门诊，患者需要完成①挂号，②门诊取号，③门诊报到，④诊室排队候诊，⑤医师接诊，⑥门诊排队交费，⑦去导管维护室维护等7个程序。如今的线上诊疗，患者只需在手机上打开协和App，就可以通过线上操作完成上述①至⑥的6个步骤，整体效率提升近85%。同时，对于接受PICC的肿瘤患者，化疗后比较衰弱，常需家属陪同。既往诊疗常需奔波于门诊各楼层，存在诸多不便。互联网诊疗开启后，上述的烦琐流程得以顺利解决，大大方便了患者及其家属，有效减少或消除了患者聚集情况，显著提高了就医效率和安全性，受到了患者及其家属的热烈欢迎和高度好评。

对医生而言，线上门诊极大地方便了医生的诊疗流程，尤其适用于无须进行复杂的查体而进行简单随诊、开药门诊等情况，无须过多等待，节省了时间和精力。同时，通过互联网形式，可以在线真实观看患者的食物（餐饮）种类、性状和数量，便于更加有针对性地进行具体的营养指导，受到了医生的充分肯定。

5. 线上诊疗经验总结

（1）应首先进行全科总动员，统一思想，调动医护人员的热情，使大家充分认识到互联网线上诊疗的重要意义和广阔前景，充分认识到互联网线上诊疗可以给医患双方带来的益处，提高大家积极性，使相关工作开展更为顺利。

（2）应严格遵照医院部署，与远程医疗中心及相关职能处室密切配合，整体一盘棋，制订统一计划，做好全体相关人员培训，制定应对各类可能问题的预案。做到心中有数，万无一失。

（3）结合临床营养科诊疗特色，针对疾病及患者的特点，有针对性地梳理流程，优化步骤，选择最适宜开展线上诊疗的疾病，如临床营养科的慢性营养咨询等，先行进行线上诊疗，然后收集问题和患者反馈，总结经验，为下一步全面铺开做好准备。

6. 体会

线上诊疗优势在于医患两便，尤其适用于无须进行复杂的查体，简单的随诊，开药门诊。互联网诊疗带来医患两便的同时，也存在一些问题：如老年患者不习惯线上操作；患者忘记网上报到；北京医保目前尚未开通App直接交费等；疫情状态下，流行病学的追问在线上诊疗中略显不便等。但以上困难经医患双方的努力都能有效克服，年龄较大和不习惯收集操作的患者可通过对家属的宣教得以改善；忘记网上报到的患者，医生可主动打电话提醒等。另外，医院相关处室可制作线上诊疗流程的小视频，更加方便患者了解和掌握线上就医的相关步骤和要点。

互联网医疗让消化科医生
走到您身边

1. 消化内科如何开展互联网诊疗工作

在突如其来的新冠疫情之初，慢病患者的随诊受到很大影响，甚至面临治疗停滞的风险。2020年2月6日，国家卫生健康委发布《关于在疫情防控中做好互联网诊疗咨询服务工作的通知》，强调要充分发挥互联网诊疗咨询服务在疫情防控中的作用，科学组织互联网诊疗咨询服务工作，有效开展互联网诊疗咨询服务工作。

2020年5月21日，北京协和医院正式开展线上诊疗服务，消化内科是全院最早开展互联网诊疗的科室之一。在工作开展之初，消化内科多次组织核心组会，以"便利患者随诊，延续慢病诊疗"为目的，积极探索符合消化内科诊疗流程、适合互联网诊疗的病种，并在互联网诊疗上线后不断总结经验、优化流程；鼓励全科室医师，尤其青年医师参与，增加大家的信心和干劲；按照医院统一要求，妥善制订并严格执行上岗前培训制度，学习互联网诊疗相关法律、法规，减少互联网特殊环境下的医疗风险。

针对线下门诊患者中相当一部分会接受消化内镜检查的特

点，我科在多个环节优化流程，改善患者的线上就医体验：①线下门诊环节：线下门诊医师在接诊结束时，告知患者本次线下门诊后6月内可通过互联网诊疗进行随诊，并简单介绍互联网诊疗的挂号步骤；②消化内镜环节：消化内镜检查后取报告时，消化内镜中心前台护士告知患者可通过互联网诊疗进行随诊，并通过图片展示互联网诊疗的全部流程；③线上诊疗环节：对需要定期就诊的患者（如炎症性肠病），互联网接诊医师告知可通过定期线上就诊延续治疗，并同时预约下次线上诊疗号源，以保证患者就诊黏性、落实规律随诊。

目前消化内科共14名医师（教授1名，副教授5名，主治医师8名）参与互联网诊疗工作，每周出诊16个单元（在门诊诊区出诊8个单元，自主安排出诊时间/地点8个单元）。截至目前，消化内科互联网诊疗共出诊200余个门诊单元，接诊患者逾5000人次（图3-33）。

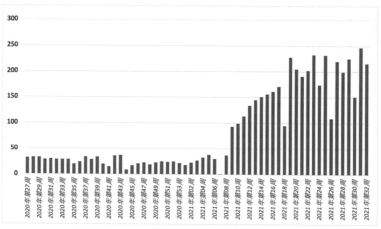

图3-33　消化内科每周线上门诊就诊人数

2. 消化内科互联网诊疗就诊患者的疾病分布情况

消化内科互联网诊疗主要针对：①经线下门诊初诊，于北京协和医院接受检验、影像、内镜等检查的复诊患者；②需较频繁、规律就诊的慢性病患者（如炎症性肠病、自身免疫性胰腺炎等疾患，需要定期就诊评估疗效、调整治疗方案）；③出院后需按期随访的患者（如经超声内镜下细针穿刺的出院患者，需门诊随访查看病理）。

据统计，就诊消化内科互联网诊疗患者的主要疾病包括：腹部不适（上腹不适、腹部不适、腹胀、腹痛等），胃食管反流/反流性食管炎，慢性胃炎，胃息肉，结肠息肉，排便相关症状（便秘、大便不成形、便血等），胆囊疾患（胆囊息肉、胆囊结石等），胆管结石/肿瘤，胰腺炎（急性胰腺炎、慢性胰腺炎、自身免疫性胰腺炎），胰腺肿瘤，炎症性肠病（溃疡性结肠炎、克罗恩病）等（图3-34）。

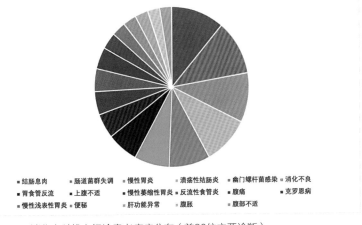

图3-34 消化内科线上门诊患者疾病分布（前20位主要诊断）

由此可见，消化内科互联网门诊就诊的患者中，仍以结肠息肉、慢性胃炎、幽门螺杆菌感染、上腹不适、胃食管反流/反流性食管炎等常见病为主，亦涵盖富有我科诊疗特色的病种（溃疡性结肠炎，克罗恩病）。

基本所有互联网门诊就诊患者均于北京协和医院接受血标本等检验，多数患者在北京协和医院接受超声、CT、核磁等影像学或消化内镜检查。部分患者经互联网诊疗后开始药物治疗（约占25.5%），亦有少部分病情需要的患者入院诊治。

3. 互联网诊疗患者的地域分布情况

消化内科互联网诊疗患者中，京籍占52.9%，非京籍占47.1%；非京籍中，华北地区（天津，河北，山西，内蒙古；占23.1%）和东北地区（黑龙江，吉林，辽宁；占7.3%）是非京籍患者的主要来源（图3-35）。

4. 互联网诊疗给医患双方带来的变化

消化内科的互联网诊疗一经推出，便受到患者的热烈欢迎；

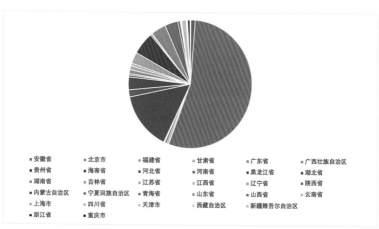

图3-35　消化内科线上门诊患者地域分布

在很大程度上，缓解了我科线下门诊号源紧张、随诊患者挂号困难的现状。

通过互联网诊疗，患者的就诊过程得到优化：①就诊便利性增加：患者可随时随地通过手机上传检验、检查结果，通过语音或视频与线上医生沟通交流，轻松完成随诊；②利于疫情防控：线上门诊可直接减少患者往返医院次数，减少异地患者的舟车劳顿之苦，更可避免门诊患者过度聚集；③药物治疗及时：无论京籍或外地患者，线上门诊在查看检查、检验结果同时可处方药物，外地患者更可获得医院药剂科贴心的"快递到家"服务，及时获得针对性治疗。

在初次线下就诊后，通过互联网诊疗形式随诊的患者比例逐渐增加，线上门诊的接诊量也呈上升趋势（从约30~50人次/周，增加至200~250人次/周）；线上门诊就诊量占总门诊量的比例，从开展之初的2~4%增加至约15%（图3-36）。

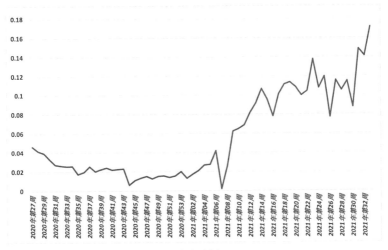

图3-36 消化内科线上/线下门诊就诊患者比例

随着互联网诊疗的开展，我科医师的工作习惯也发生着变化：①线下与线上相结合：目前参与互联网诊疗的医师，每周出2~3个线下门诊，以接诊新患者为主，将需随诊的患者预约至自己的线上门诊（每周1~2个）；线上门诊遇到病情较复杂或需要消化内镜检查的患者，可预约至线下门诊解决；②"8小时"到"见缝插针"：以往是8小时工作制，线下门诊结束后一般不再发生诊疗行为；现在除了"8小时"在岗时间，在碎片化时间（下班后等）都可以"见缝插针"地安排线上门诊，医院信息中心、药剂科等也相应给予了人力支持。

5. 体会

通过前期工作，我们体会到线上诊疗的优势如下：

（1）疫情当下，减少患者就诊和往返医院次数，减少外地患者进京的人员流动，避免门诊患者过度聚集，对疫情防控有利；

（2）线下门诊因客观条件所限，与人民群众的就诊需求相比，资源相对匮乏挂号困难，开展互联网诊疗，在一定程度上可以缓解挂号困难；

（3）医生可利用"碎片化"时间自行安排线上诊疗工作（如午休或下班时间）；

（4）方便患者（尤其外地患者）的规律随诊，可以"足不出户"地享受到高质量、连贯性的医疗服务；

（5）有利于慢病患者的长期管理；

（6）老年患者人群接受和使用互联网诊疗存在一定难度，需要加大宣传力度，简化就诊流程。

6. 下一步工作计划

至今，医院互联网诊疗工作开展已有1年余。通过前期工作，我们体会到线上诊疗模式的便捷性、可及性，是网络大数据时代的形势所趋，是未来医疗的重要方向。

北京协和医院互联网医疗的成功开展，体现了"以人民为中心，一切为了患者"的办院方向，凸显了院领导高瞻远瞩的战略眼光。我科互联网医疗的顺利践行，离不开各兄弟职能科室的全力支持，离不开科室核心组的以身作则、身体力行。

发挥好核心组"顶梁柱、主心骨"的作用，我们有信心、有必要进一步推进互联网诊疗（逐渐增加互联网诊疗的出诊单元数和出诊医师数量；逐步增加互联网诊疗的业务范围），把工作做深入、做扎实，更好地为人民群众服务。